정신과 전문의가 본 만남과 가치

남편의 어리광 아내의 이쁜짓

정광설 저

도서출판 한글

남편의 어리광 아내의 이쁜짓

2010년 12월 20일 1판1쇄 인쇄
2010년 12월 25일 1판1쇄 발행
지은이 정 광 설
발행자 심 혁 창
발행처 **도서출판 한글**
서울특별시 서대문구 북아현동221-7
☎ 02) 363-0301 / 영업부 02-362-3536
FAX 02) 362-8635
E-mail : simsazang@hanmail.net
등록 1980. 2. 20 제312-1980-000009

△ 파본은 교환해 드립니다
IN GOD WE TRUST

정가 15,000원

*

ISBN 97889-7073-330-2-93510

머리글

그냥 나누고 싶은 마음

들은 생각이,
느끼는 생각이,
혹간 깨달은 생각이 좋아서,
좋은 생각이라는 마음이 들어서,
그냥 나누고 싶은 마음인 것뿐이다.

내가 느끼고 맛보는 이 기쁨과 행복을,
그냥 나누고 싶은 마음인 것뿐이다.

살아온 것이 감사하고,
살아 있는 것이 기쁘고,
살 것이 기대되어 설레는 이 마음을,
그냥 나누고 싶은 마음인 것뿐이다.

사는 날까지,

사람으로 태어날 수 있었음을 특별한 은혜로 여기며,
보람된 삶을 일구고 싶은 마음을,
그냥 나누고 싶은 마음인 것뿐이다.

혹여(或如), 생각을 나눔으로,
한 사람이라도 이 기쁘고 행복한 대열에 동참하는 사람이 늘 수
있었으면 하는 마음을,
그냥 나누고 싶은 마음인 것뿐이다.

기왕에 사는 것,
오다가다 만난, 우연의 산물인, 티끌 같은 존재로서가 아니라,
특별히 선택받은 존재로서의 보람된 삶의 이야기를,
그냥 나누고 싶은 마음인 것뿐이다.
상대적 가치에 의해 의미 있는 인생이 되는 것이 아닌,
본래 존귀한, 절대적 가치를 지닌 자로서의 삶의 이야기를,
그냥 나누고 싶은 마음인 것뿐이다.

돌아갈 본향이 있는 자로서,
이곳에서 누리는 행복한 삶과,
본향을 그리며 또한 누리는 평안을,
그냥 나누고 싶은 마음인 것뿐이다.

그냥 혼자만 누리기에 가슴 벅차서,
나누지 않고는 견딜 수 없어,
그냥 나누고 싶은 마음인 것뿐이다.

목 차

제3장 : 부부(夫婦)로서의 만남 / 123

제 5 장 : 마음이 아픈 이들과의 만남! / 229

제 6 장 : 지혜, 깨달음, 말씀과의 만남!

후기

제1장

근원(根源)!

— 내 마음의 고향이고, 내 삶의 뿌리인,
부모님과의 만남을 성찰(省察)해 본다 —

누군가 기다리는 여인

일사후퇴로 많은 피난민이 한꺼번에 몰려온 관계로 제주도는 가는 곳마다 사람으로 넘쳐나고 있었다. 그 사람들에게 이리 저리 밀리면서 여인은 두리번거리며 누군가를 기다리고 있었다. 아랫배가 약간 불룩한 것이 한 눈에도 아기를 가진 지 꽤 여러 달 돼 보이는 여인은 30대 초반으로 보였다.

여인은 어디로 가는지도 모르면서, "가라시는 대로, 떠나라는 말씀에 순종하겠습니다! 길을 열어 주실 줄 믿고 가옵니다!" 기도하며 아침에 피난민 숙소를 나섰다. 숙소를 나올 때 어린 딸이 꽃신 신고 싶다는 말에, "엄마가 들어 올 때 꽃신 사올게, 동생하고 잘 놀고 있어." 하고 6살 난 큰딸에게 네 살 된 작은딸을 맡기고 나오던 것을 생각하고 있었다.

주머니에 있던 몇 푼 되지 않는 돈 모두를 털어 "이 돈으로 갈 수 있는 데까지 표 주세요." 해서 타고 온 곳이 여기였다. 어딘지 이름도 모르는 동네 버스 터미널 광장에 서서 여인은 새벽기도 때 들었던 "네 주머니에 있는 돈 만큼 버스 타고 가거라!"라는 음성에 순종하여 가진 돈 만큼 버스타고 이곳에 와서 하회를 기다리고 있는 것이었다.

남편과의 연락은 아직 확실치는 않지만 되긴 될 것 같았다.
"방에는 절대 들어가면 안 돼! 그러면 엄마를 다시는 못 만나게 되는 거야. 아빠 오시면 엄마 보고 싶다고, 엄마한테 가고 싶어 하면서 아빠가 오냐 하고 대답하기 전에는 절대로 집안으로 들어가면 안 돼. 꼭 대문 옆에 서서 엄마가 가르쳐준 대로 해야 돼 알았지?"
이렇게 신신당부하고 11살 난 형에게 9살 남동생을 맡기고, 딸 둘만 데리고 개성을 떠나 피난길에 오르던 생각을 하고 있었다.

"하나님! 어찌하시려고 이리로 가라 하셨습니까? 아무도 모르는 이곳에, 가라신대로 여기 와 있나이다!" 기도하며 여인은 남편 생각을 하였다.
"나라의 앞날이 풍전등화인데 우리만 살겠다고 피난을 간다니! 그럴 수는 없소."라면서, 지난 밤 기도 중 계시로 개성을 떠나라는 하나님 말씀을 들었다는 아내의 말을 신비주의로 치부하고, 밀려오는 중공군과 싸울 동지를 모으러 간다며 남편이 집을 나간 사이, 여인은 아들 둘을 대문간에 세워두고, 뱃속의 아이와 딸 둘을 데리고 하나님의 음성을 따라 개성 집을 떠난 것이 벌써 두어 달 전의 일이었다.

이제는 돈도 먹을 것도 다 떨어지고, 들리는 소문에 우리는 한강철교가 끊어지기 직전에 마지막으로 통과해서 인천에서 피난민을 위한 특별 수송선을 타고 제주도에 올 수 있었지만, 남편과 두 아들은 그 다음날, 아이들 우는 바람에 남편이 할 수 없이 피난길에는 나섰으나, 한발 늦어 한강 철교 끊긴 뒤여서, 부산까지 피난 내려오느라 고생이 이만 저만이 아니었다는 것 같았다. 부산까지 두 아들을 데리고 걸어서 왔다는 것 같았다. 이제 얼마 안 있으면 다른 목사님들과 함께 제주도로 온다는 소식을 듣고 기다리는 중이었다.

남편을 만나기까지 적어도 한 달은 더 딸 둘과 버텨야 할 텐데, 피난민 숙소도 계속 있기 어려울 듯하고, 걱정 가운데 기도하다 새벽에 주신 말씀 따라 "있는 돈 만큼 가라!"하신 대로 와 보니, 이곳 버스터미널 광장이었던 것이었다.

"주님! 이제 어떻게 하면 좋을까요?"
기도하고 있는데, 누군가가 어깨를 툭 치며 여인의 이름을 부르는 것이었다.
"갑진아! 니가 여기 웬일이니?"
아무도 아는 사람 없는 타향 땅 무지(無知)공터에서, 반갑게 이름이 불리다니……
깜짝 놀라 뒤를 돌아다보니, "아니 이게 누구인가! 황해도 우리 농지 돌봐 주던 집사 아저씨 집 오빠가 아닌가!"
어렸을 적, 가을에 아버지 따라서 황해도 어딘가로 내려가면, 주인집 귀염둥이 아가씨 오셨다고 별별 맛있는 것 다 주고, 특별히 나에게 잘 대해주던 오빠였던 것이었다.

왈칵 쏟아지는 눈물과 함께 "오빠!" 하고 두 손을 꼭 잡으면서 여인은 생각했다.

"주님 이 오빠였습니까? 주님께서 예비하신 천사가?"

"너 여긴 어쩐 일이니?"

하고 묻는 오빠에게 여인은 자초지종을 이야기했다.

남편과 헤어져 자기만 먼저 딸들만 데리고 피난 나오면서 아들들은 남기고 온 거며, 딸 둘만 데리고 지금 피난민 촌에서 남편 기다리고 있다는 얘기를 하고,

"오빠는 어떻게 여기 계세요?" 하고 물었다.

"응, 지금은 시간이 별로 없어. 다음에 만날 수 있으면 자세히 얘기하자. 잠깐 휴식이 주어져 바람 쐴 겸 나왔는데, 왠지 자꾸만 이리로 발길이 가서 왔는데, 널 만나려고 그랬나 보구나."

그는 이 주머니 저 주머니에서 뭘 꺼내는데 그게 다 돈이었다.

"갑진아, 이거 너 써라. 이거면 남편 만날 때까지 웬만하면 될 거야."

그러면서 돈 한 움큼을 여인의 손에 쥐어주는 것이었다.

"오빠는 어쩌려구?"

"응, 이제 또 전선으로 나갈 텐데 돈 쓸 일 있나?"하고 웃는 것이었다.

그렇게 헤어지곤 끝이었다. 나중 알았는데 오빠는 그 무서운 서북청년단인가 하는 부대의 부대원이었던 것이었다.

웃고 울며 감사 기도하는 가운데, 여인은 꽃신을 사들고 딸들이 기다리고 있는 피난민 숙소로 돌아왔다.

꽃신을 사들고 들어온 엄마의 신통력에 감격하며 꽃신을 신고 폴짝거리며 좋아하는 딸의 모습을 보면서, 여인은 죽음 가운데에서도

변함없이 지켜주시는 하나님의 사랑을 다시 한 번 깨닫고 감사하며 기도하고 있었다.

"주님, 이 아이들을 주님의 일꾼으로 키우는데 정성을 다하겠습니다. 동행하여 주실 것을 믿습니다."

"죽으면 죽으리라!"는 믿음으로 말씀에 순종할 때 들려주신 천사의 음성 "갑진아!"를 잊지 않고, 항상 감사하며 사신 어머님께 들은 6·25 피란 시절 우리 가족이 체험했던 기적의 역사다.

그때 뱃속에서 보호받아 세상에 나온 아기가 장성하여, 그때 엄마를 부르시던 천사의 음성 "갑진아!"를 생각하며, 언제든지 부르심 따라 나아가는 하나님의 자녀가 될 수 있기를 소망하며 이 글을 쓴다.

퍼렇게 멍든 어머니 무르팍

"자앙원 가요, 자앙원—"

아이는 방 귀퉁이 벽 모서리에 이불을 깔고, 그 위에 베개를 가져다 고여 놓고, 그 위에 머리를 박고 거꾸로 서서는 계속 "자앙원 가요—" 하고 크고 길게 늘여 빼며 소리를 지르고 있었다.

오늘 낮에 본, 큰 소리로 사람들을 부르며 외치던 버스 차장의 우렁찬 목소리가 인상적이었었나 보다.

아이의 엄마는 밖에서 뭔가 하다 말고 방문을 열고 들여다보며 "아이고! 우리 막둥이 목청도 좋네!"하고 웃는 것이었다.

아이는 오늘 서울엘 갔다 왔다.

그 애는 어쩌다 한번 서울만 가면 기분이 좋았다. 앞이 훤히 내다보이는 버스 앞쪽에, 엄마는 항상 자리를 잡고 아이를 꼭 무릎에 앉히고는, 집에 다 올 때까지 엄마 무릎을 무슨 놀이기구라도 되는 것처럼 구르면서, 되지도 않는 냅다 크게 부르기만 하면 잘하는 줄 생각하는 아이의 힘껏 부르는 노래 소리에, 한술 더 떠서 무릎을 더 구르고 추켜 주며 아이의 흥을 돋워주곤 하였던 것이다.

아이는 엄마가 "옳지 잘한다!"하면서 무릎을 들썩들썩하며 흔들어 주는 게 너무 좋았다. 버스가 비포장 길에서 움푹 팬 곳을 지나며 덜커덩하는 날이면, 아이는 버스 천장까지 반은 떴다가 쿵하고 엄마 무릎에 떨어지곤 하였다. "아구구구…" 하면서도 엄마는 그럴 때마다 같이 신나 하며 아이의 기쁨을 더해 주었다.

그러다가 아이가 지쳐 잠이 들면 가슴에 꼭 안고, 무릎을 흔들흔들, 흔들의자가 되어 주셨다. 그렇게 버스놀이를 하다 지쳐서 잠이 들어 한숨 자고 나면 어느새 엄마 등에 업혀 집에 돌아와 있곤 하였던 것이다.

그 뒤로 30여 년이 흘러, 그 목청 좋은 아저씨가 있던 차부는 마장동 시외버스 터미널이고, "자앙원 가요—"하며 버스 차장 흉내 내며 부르짖던 그 "자아으 —원"은 장호원이란 도시이고, 아이가 살던 곳은 경기도 이천 부발읍의 가산이란 시골 동네고, 서울서 그곳까지 두어 시간 동안 독짝(돌덩어리) 같은 네 살짜리 사내놈이 그 위에서 뛰놀지 않으면 늘어져 잠자던 운동장이요 침대였던 것이 엄마의 무르팍이었다는 것을 알게 되었다.

엄마가 버스 운전사 아저씨께 어떻게 했는지는 모르지만, 아저씨도 주위 분들도 다 아이를 칭찬해 주어, 아이는 제가 잘난 줄만 알고 마냥 신이 나서 떠들어대곤 하였던 것이다.

그날도 그런 흥이 채 가시지 않았는지 아이는 혼자서 방구석에 거꾸로 처박혀, '장원가요' 놀이를 하고 있었다.

내가 아비가 되어 아들딸을 안아줘 보니, "엄마가 무릎이 얼마나 아프셨을까?" 그 고충이 피부로 느껴진다. 두 시간이 넘게 비포장 길 달리는 버스 속에서, 아이를 무릎 위에서 뛰게 하신 그 인내는 얼마나 큰 고역이었을까.

엄마는 왜 그랬을까? 내가 내 또래 아이들보다 말도 잘하고 노래도 곧잘 하며, 아는 단어 가짓수도 많아 자랑스런 마음도 없지 않았을 것 같다. 그러나 더욱 크게 생각되는 것은 내가 신나서 우쭐해 하는 것을 격려하기 위함이 더 컸던 게 아니었나 하는 것이다.

그 뒤로 나이를 한 살, 한 살 더 먹어 갈 때, "너는 할 수 있어!", "너는 시키지 않아도 뭐든 알아서 잘 하는 아이야!", "9살이면 이젠 보물섬도 혼자 찾아 나설 나이야!"하고 자존감을 북돋아 주시던 것이나, "얘는 공부도, 노래도 다 잘해요!" 하고 과분하게 남 앞에서 내 칭찬을 해서 내가 뭐라고 투정하면, "앞으로 그렇게 되면 거짓말한 게 아닌 게 되잖니?" 해서 내 기를 죽이자는 건지, 살리자는 건지 헷갈리게 만든 적도 있긴 하지만, 아무리 생각해도 엄마는 아이의 기를 살리는데 더 큰 목적이 있었던 것 같다.

그 어머니의 노력이, 원래 강력한 내성적 기질을 갖고 태어난 나를 그래도 이만큼이나마 활발하게 사회생활 할 수 있게 만든 힘의 원천이란 생각이 들고, 멋쩍고 수줍어 나서기 겸연쩍어 하다가도 막상 판이 벌어지면 그래도 웬만큼 따라 하고 크게 뒤떨어지지 않을 수 있는 내 자긍심과 사회성의 뿌리가, 울 엄마의 퍼렇게 멍든 무르팍에 내려져 있음을 요즈음에야 깨닫는다.

나는 내가 잘나서인 줄 알았는데, 사실은 내가 아니고 울 엄마의 사랑과 헌신이었고, 울 엄마의 퍼렇게 멍든 무르팍이었던 것이다.

"나란 원래 없고, 울 엄마의 사랑이 뭉쳐진 그게 바로 나 아닌가?" 하는 생각을 해보게 된다.

어머니 무릎 한번 쓰다듬어 드리고 찜질이라도 한번, 50년도 훨씬 더 지난 지금이지만 이제라도 해드리고 싶은데 형편은 그러하지 못하니, "부모님 살아 계실 제 잘 해드려라!"가 아니라, "함께 계실 제, 근처에 계실 제 잘해라!"여야 하지 않을까 생각해 본다!

어머니의 시퍼렇게 멍든 무릎의 기억이, 그때 본 기억의 잔상인지 지금 그때를 그리며 보는 환상인지가 중요한 것이 아니라, 그 모습이 엄마의 사랑이고, 엄마의 자식 교육이고, 엄마의 자식 기 살림이고, 엄마의 자아실현이고, 엄마의 사명 감당이었던 것이 아닌가 생각해 본다.

아이들의 아버지가 된 나이지만, 아직도 엄마를 생각하면 아이가 되어 응석이 부리고 싶어 불러 본다.

"엄마, 엄마아!!"

방석에 깔려 느꼈던 죽음의 공포

"이리 오렴?"

울 엄마는 정색한 거라고 하시지만 우리들(누나들과 나)은, "비상!! 엄마 또 똥색한다!"고 뒤에서만 궁시렁거렸다.

말 내용은 웃으면서 할 만한 말인데도, 양쪽 눈 꼬리가 살짝 올라가듯 표정이 없는 강시 같은 무표정으로 엄마 얼굴이 변하면, 재빨리 비상상황임을 눈치 채고 알아서 기어야지, 뭉그적거리고 어물거리다간 두들겨 맞는 것보다도 훨씬 비참한, 제껴짐(투명인간 취급)을 경험하게 되고, 방석 밑에 깔려 꼼지락거릴 엄두도 못 내고 찍소리 못하고 콕 처박혀 있어야 되는 모멸을 맛보게 되는 것이었다.

지금 글을 쓰면서도 그때 생각에 소름이 돋는다.

그럴 수 없이 사랑이 넘치는 엄마이신 것은 분명한데, 엄마가 마땅히 그래야 한다고 생각하고 있는 어느 기준선을 넘으면, 그 순간부터는 사람대접을 단념하고 상대도 안하고, 무시하고 무관심하고, 마치 투명인간 보듯 대하는 것이었다. 좀 더 커서 안 것이지만, 이럴 때 쓰는 적절한 표현이 "인구조사에서 뺀다!"는 말이었다.

그때도, 주일 저녁 예배시간에 내가 졸리고 지루해서 칭얼거리고 꼼지락거리며 투정을 좀 부렸던 것 같다. 조그만 개척교회 수준의 교회를 아버지가 담임하고 계셨을 시절이었다. 저녁예배가 끝나고, 교인들과 인사 나누고 모든 교인들이 다 돌아간 다음에야, 그 예배 보던 자리를 정리하고, 예배드리던 곳에다가 이부자리 깔고 자야 하는 형편이었다.

그날따라 아버지의 저녁 설교가 길어지셔서, 어린 나의 참을성이 한계에 달했었던 것이었다. 그러니 6살짜리 꼬마 아닌가? 뭘, 어떻게, 얼마나 더 알아서 참을 수 있단 말인가?

"이리 오련?" 하고 속삭이듯 말씀은 하시지만, 손아귀의 힘과 분위기는 강제연행이나 진배없었다. 내 팔을 잡아 끈 엄마는, 나를 엄마 오른쪽에 눕히고 방석을 덮어주며 엄마 옆에서 자게끔 다독거려 주었다.

그러나 그것은 순전히 남의 눈에 보이는 모습일 뿐이었고, 실제 상황은 방석으로 덮고, 오른쪽 무릎으로 슬쩍 찍어 누르고, 오른손으로는 다독거림을 빙자하여 내가 비집고 나가지 못하도록 막고 있는 것이었다.

그 이전의 박해(?)는 기억에 없었지만, 몸은 알아서 반응하고 있었다. "아이코! 또 넘었구나! 비상상황이다!", 모면할 방법은 딴 거 없었다. 울 엄마의 의도대로 찍소리 없이, 꼼짝도 안 하고, 완전히 복지부동하고 엎어져 있어야 했다. 그 길만이 사는 길인 것을 몸은 기억하고 있었던 것이었다.

"이러다 죽나 보다!" 하는 공포의 시간이 얼만가 흐르고, 드디어 예배가 끝나고 친절히 교인들을 배웅하고 나를 돌아보는 엄마는, 아까의 공포 분위기를 연출하던 그 귀신 도깨비처럼 무시무시한 분과는 전혀 무관한 사람이었다.

어느새 얼굴 가득 자식에 대한 사랑이 철철 넘쳐흐르는 그 '울 엄마'로 변해 있었다.

그런 공포스럽고 무시무시한 사건이 있었다는 사실은, 나만 혼자 잠시 꿈나라에 가서 경험하고 온 것 이기라도 한 듯, "왜! 무슨 일 있었어?" 하는 분위기였던 것이었다.

칭얼거리거나, 뗑깡 놀 근거가 되는 사건이 원래 없었던 것처럼, 명랑하게 서둘러서 잠자리를 챙기시는 것이었다.

그리곤 끝이었다!

나의 "이렇게 긴 저녁예배는 어린 나에게는 무리다! 너무 지루하다!!"는 항거(?)는 그렇게 끝나고(초전박살?) 만 것이었다.

"용납될 수 없는 것은 결코 용납해선 안 된다!"는 것을, 이성적으로는 나이 들어서 알게 되었지만, 몸은 그때 이미 확실히 체득할 수 있었던 것이다.

남들은 나를, "역시 목사님 아들이라 다르다!", "착하고, 예배시간에 나이에 맞지 않게 얌전하다!"고 칭찬들을 했지만, "오! 천만의 말씀!", "아줌마가 나의 그 방석에 밑에 깔려, 옆구리를 내 배보다도 큰 무릎으로 짓눌릴 때의 고통과 공포를 알기나 하세요?"가 나의 답변(속으로만)일 수밖에 없었던 것이었다.

제 나이보다 정제되고 칭찬 들을 만했던 나의 모습은, 순전히 나의 살아남기 위한 처절한 몸부림이었던 것이다.

어떻게 안 지루할 수 있고, 껄쩍거리고 왔다갔다 해찰부릴 충동이 안 일었겠는가? 겨우 6살이었는데……

그러나 그 어린 나이에도 죽는 것 보다는 참는 것이 남는 장사(?)임을, 몸은 알았던 것이다. 그때는 너무나 힘들고 싫은 '강제된 참음'이었으나, 지금은 그게 내 생각과 행동 속에 녹아져, 나의 모습으로 완전히 정착해 버린 것이다.

오늘의 나는 이렇게 생사의 갈림길에서, 이 길을 택하지 않으면 죽임 당할 것 같아, 살아남기 위한 노력 끝에 태어날 수 있었던 것이다.

동시에 눈에 넣어도 아프지 않을 만큼 사랑하는 막둥이가 공포감에 떨고 두려워하는 것을, 그러면서 살아남는 길을 택하고 그 길에 적응하려 애쓰는, 피눈물 나는 인고의 행로를, 위로하고 달래주고 대신해 주고 싶은 안타까운 자신의 감정을 다스리면서 지켜봐 주셨던, 울 엄마의 인내 덕분임 또한 부인할 수 없는 것이다.

그때 그렇게 '강제된 절제'의 체득을 나에게 강제하지 아니하셨더라면, 나는 천하에서 둘째가라면 서러울 만큼 싸가지 없는 놈이 되었을 가능성이 높았던 것이다.

사람은 이렇게 '만들어지는 것'이란 생각을 해본다.

사람이란 포유동물로는 태어나는 것이지만, 존귀한 사람으로는 저절로 태어나고, 저절로 되지는 것이 아니라 만들어지는 것이다.

가르침을 통해, 그리고 그 가르침으로 인한 깨달음을 통해, 동물의 수준에서 벗어나 존귀한 사람으로의 탈피가 이루어지는 것이다.
  이러한 진리를 울 엄마에 의해 생각 이전에 몸으로 배운 것이다.
아니 체득이 강제된 것이다.

  두 가지는 분명했다.
  하나는, 울 엄마는 말 잘 들으면 나한테 무지 잘 해준다는 것이고,
  또 하나는, 울 엄마는 말 안 들으면 나를 사람 취급도 안 하고 짓
뭉개버린다는 것이었다.
  그리고 나이 들면서 느끼는 것은, 그 기준이 사람이 마땅히 생각하
고 행해야 하는 것에 대한 성경의 말씀에 기초한 것이었었다는 것과,
그 기준을 정하고 실천하는 것이 차츰 나 자신의 몫이 되어가고 있
다는 점이다.

  "존귀하나 깨닫지 못하는 사람은 멸망하는 짐승과 같도다!"하신
말씀을 바로 깨달아, 아름답고 행복하고 사랑을 나누는, 존귀한 삶을
일구어 나아가야 할 책임이, 자기 자신에게 있음을, 스스로의 깨우침
에 있음을 다시 한 번 가슴 깊이 새긴다!

엄마의 눈물

"아가야! 이리 오련!"

느닷없이 들리는 엄마 목소리에 아이는 몰래 죄짓다 들킨 사람처럼 찔끔해서 몸을 일으켰다.

"엄마랑 가자!" 하면서 엄마는 아이의 손을 잡고 언덕을 말없이 내려가기 시작했다.

아이는 왠지 심상치 않은 분위기에, 옆에서 눈가가 불그스름한 채 아이를 뚫어지게 째려보고 있는 작은누나를 쳐다보며 은근히 불안해지는 마음이었다.

아이는 친구가 타고 나온 세발자전거가 부러웠다. 자기도 타면 그 친구보다 훨씬 잘 탈 수 있을 것 같은데, 친구는 별로 타보라고 할 맘이 없는 것 같았다. 아이는 어렸지만, 집 형편이 세발자전거 사줄 수 있는 정도가 안 된다는 것쯤은 눈치로 알고 있었다.

하루는 그 친구가 제안을 하였다. 자기를 자전거에 탄 채로 저기 언덕 위까지 몇 번 밀어서 올려 주면 한번 타 보게 해주겠다는 것이었다.

소년은 주위를 쓱 한 번 둘러보고 그러마고 하였다. 왠지 그래졌다. 나쁜 짓 하는 것이 아닌 것은 분명한데 뭔지 모르게 잘못하는 듯한, 뭔가 좀 껄끄러운 느낌이 들었기 때문이었다.

그런데 세발자전거가 반짝반짝 빛을 내며, 아이 보고, "빨리 그러마고 승낙해!" 하고 있었다.

열심히 언덕 꼭대기까지 몇 번을 밀어 주었더니, 자전거 임자가 "너 타!" 하고 한 번 탈 것을 허락하였다. 아이는 시시하게 자전거 임자 아이처럼 발로 구르면서 내려오는 게 아니었다. 아이는 발을 앞쪽으로 쭉 뻗고, 약간 벌리고 들면, 자전거가 언덕에서 저 아래까지 무지 신나게 빨리 달린다는 것을 천부적으로 알고 있었다.

한번 그렇게 타보니까 너무 너무 재미가 있었다. 다음에 또 한 번 탈 허락을 받기 위해서는, 다시 그 아이를 자전거에 앉히고, 뒤 발통 옆을 두 손으로 꽉 잡고 엉덩이는 하늘로, 얼굴은 그 친구 똥꼬 밑에 거의 붙인 상태로, 끙끙대며 언덕 꼭대기까지 밀고 올라가야 했다.

엄마는 말없이 신작로를 아이의 손을 붙잡고 걸었다. 작은 누나는 옆에서 따라오며 뭐라 뭐라 궁시렁댔던 것 같다. 창피하다느니 어떻다느니……

아이는 뭔가 좀 찜찜하긴 했지만, 그래도 그렇게 창피한 것은 몰랐다. 6살 어린 나이이기도 했지만, "밀어주고 좀 얻어 타는 게 뭐가 어때서!" 하는 생각이 있었던 것 같았다.(나중 듣기로, 그걸 본 작은 누나는 울었대나 어쨌대나……. 누가 울랬나? 그래서 그때 아이를 보는 눈이 그렇게 퉁퉁 부었었던가 보다고 아이는 훗날 생각했다.)

"이거 얼마니까요?", 엄마는 최신형 세발자전거 앞에 서더니 장사 아저씨에게 물었다. 아이는 심상치 않은 분위기에 바짝 쫄아서 긴장해 있다가 깜짝 놀라고 말았다.

엄마를 쳐다보았다. 엄마는 요상하게(나중에 커서, 그게 울먹거리며 웃는 것임을 알았지만) 웃는 얼굴로, "그래 너 사줄 거야! 다시는 그 아이 거 밀어주고 얻어 타지 않아도 돼!" 하는 것이었다.

동생이 거지처럼 빌붙어서 친구 똥구멍 밑에 머리를 처박고, 저보다 더 큰 아이를 세발자전거에 태운 채 자전거를 밀고 가는 것을 보고, 작은 누나가 엄마에게 이른 것이었다.

현장검증을 나온 엄마는 옆에서 쫑알대며 "창피하게!"를 연신 뱉어내는 10살짜리 작은딸의 손을 꼭 잡고, 6살 막내아들의 '세발자전거 얻어 타기 위한 구걸 행각'을 죽 지켜보고 있었던 것이었다.

아이는 자전거 미는데 정신이 팔려서 엄마가 와 지켜보고 있는 줄은 꿈에도 몰랐던 것이다. 엄마가 아까부터 와서, 저 하는 짓을 보며 말없이 눈물을 흘리며 서 있고, 그 옆에서 발을 동동거리며 "창피하게!"를 연발하는 작은누나의 존재를 알 리가 없었다.

오백석지기 지주의 딸로서는 꿈에도 상상할 수 없었던 상황이 눈앞에 펼쳐지고 있었던 것이다.

"내가 어떻게 고임 받고 컸는데, 내 아들이 가난한 목사의 아들로 태어나 그깟 세발자전거 한번 얻어 타 보겠다고, 저 어린것이 낑낑대며 저 보다 덩치가 큰 친구가 탄 세발자전거를 밀고 언덕을 올라가는 모습을 보아야 한단 말인가!"

엄마는 어렸을 때 친정아버지(개성 할아버지)가 자신을 애지중지 위해 주시던 시절을 회상하며 하염없이 흐르는 눈물을 닦을 생각도 않고 아이의 구걸행각을 지켜보고 있었던 것이었다.

아이는 영문도 모르고 엄마가 손잡고 가는 대로 따라갔다. 집에서 멀지 않은 곳에 후암시장이 있었다. 겨우 자기 차례가 와서 막 탈 참이었는데, 엄마가 부르는 바람에 고생한 보람도 없이 또 한 번 신나게 탈 기회가 날아가서 김이 좀 새기는 했지만, 왠지 분위기도 그렇고, 좀 찔끔한 느낌도 있어서, 싫다 소리 한번 못하고 엄마가 잡아끄는 대로 끌려(?)가고 말았던 것이다.

곱지 않은 작은누나의 눈길도 평소와 뭔가가 좀 달랐는데 엄마가 말없이 손잡고 후암시장으로 끌고 온 것이었다.

자전거 가게 앞에 가서 엄마는 아까 아이가 똥 빠지게 그 긴 언덕을 몇 번 밀어 올려주고서야 겨우 한번 얻어 탈 수 있었던 그 아이 자전거보다 더 크고 좋은 자전거를 가리키며, "이거 얼마니까요?" 하고 묻는 것이었다.

아이는 왠지 잘못한 것 같고, "야단이나 맞는 것 아닌가?"하는 알 수 없는 압박감에 억눌려 있다가 그만 용수철에 의해 튀어 오르는 것처럼 깜짝 놀라고 말았다.

그렇게 해서 아이는 6살 어린 나이에 최신형 세발자전거의 오너드라이버가 될 수 있었던 것이었다.

아이가 하루 온종일 자전거하고만 지낸 것은 말할 것도 없고, 잘 때 까지도, 모든 구박과 질시(작은누나의)를 무릅 쓰고서라도, 자전거 발통을 물걸레로 닦아서 끌어안고 자곤 하였다.

비록 두 달 만에 헤어질 운명의 자전거이긴 하였지만……

아이는 그때, 엄마가 위대한 줄만 알았다. 요술쟁이 할머니가 신데렐라 복 주듯 신통력이 있는 줄만 알았다. 그게 쟁변이었다는 것을 안 것은 그 한참 뒤, 나이를 꽤 먹어서였다.

그 돈 마련하느라, 목사님 사모님이 짬짬이 '둥둥 북 구리무' 장사하고 다닌 것은, 지주의 딸로서, 최고로만 고임 받고 커서 자존심 하난 남한 제일임을 당연시하는 울 엄마가, 막둥이 세발자전거 값 마련하느라 여기저기 '둥둥 북 구리무' 팔러 다닌 것을 안 것은, 비굴하게 내 사욕을 채우기 위하여 누군가에게 빌붙지 않을 만큼 자존심도 좀 굳건해지고, 꽤 긍정적인 자아상을 갖추고 난, 한참 뒤였다.

자신의 말초적 만족과 쾌락을 위한 양보는, 그것을 위해서 자존심을 굽히고 참는 것은, 참고자 노력하는 것은, 헛된, 허무를 낳는 수고일 뿐이고, 그것은 인내가 아니고 바로 비굴인 것을, 아이는 나이가 한참 들어서야 알 수 있었다.

자식을 위하여, 가족을 위하여, 이웃을 위하여, 남을 위하여, 자존심을 앞세우지 않고 비록 겉보기에는 비굴하게 구걸하듯 보이는 노력은, 비굴이 아니고 헌신이고, 사랑이 아니면 할 수 없는 숭고하고 존귀한, 인간이란 존재만이 가능한 사랑의 실천이고 나눔이란 것을 한참 나이가 들어서야 어렴풋이 알 수 있게 되었다.

나는 내가 아니다!
나는 엄마의 눈물이다!

나는 엄마의 정성이다!
나는 엄마의 헌신이다!
나는 엄마의 소망이다!
나는 엄마의 인생이다!
나는 나가 아니다!!

엄마 앞에 무릎을 꿇지 않을 수 없다!
나도 아비 되고 보니, 엄마의 어려움이 어떠했으리라는 걸 이제 조금은 알 것 같아 엄마의 사랑 앞에 무릎을 꿇고 아뢴다!

어머니! 감사합니다!
어머니! 고맙습니다!

아버지라는 크리스마스 선물

"크리스마스 선물 뭐 주랴? 뭐든지 얘기해 봐!"

엄마는 기분파였다.

없는 형편이라 평소에는 모든 면에서 넉넉하지 못했지만, 가끔 발동되는 엄마의 화끈한 선심은 우리들 5남매에게는 요즘 말로 하면 스트레스 화끈하게 푸는 이벤트였고, 아버지에게는 미치고 팔짝 뛸 쓸데없는 괜한 짓이었다.

그런데 그 날은 왠지 아버지도 빙긋이 웃고만 계셨다.

형들과 누나들은 이것저것 물건도 돈도 요구하였다.(물론 적당한 선에서 커트됐지만) 그런데 5살짜리 막내는 뜬금없이 "나는 아버지!" 하는 것이었다.

그리고 그날 아이는 아버지 무동 타고 집 앞에 있는 후암시장에 가서 갖고 싶은 것 다 사달랄 수 있었다.

아버지는, 막내의 잔머리 굴림을 야단치기보다는 아이의 천재성 (선천적 통빡?)에 흐뭇해하며 사달라는 것 다 사주셨다.

딴 건 몰라도 그날 아버지가 크게 웃으며 기뻐하시던 모습과 형들과 누나들의 날 보기 싫은, 놀랬다는 눈초리로 약올라하던 모습은 눈에 잡힐 듯 아련히 기억 속에 남아 있다.

그리운, 세상 물정 모르고 마냥 행복하기만 했던 어린 시절의 한 토막 기억이다.

아이의 겁(?)없는 잔머리 굴림을 웃으며 받아주신 아버님의 베품이, 훗날 아이의 자신감 형성에 얼마나 큰, 긍정적 영향을 주었는지…

감사할 뿐이다!

"나 살려줘요!"

아이는 "아버지가 혹시 귀신 아닐까?" 하는 생각이 들었다.

아이 아버지는 아까부터 이상한 것을 느끼고 있었다.

특별히 신경 쓰이는 일도 없었고, 무슨 신경 쓰고 속상한 일도 없는데 왜 이렇게 불안하고 좌불안석인지 도통 그 이유를 알 수가 없었다.

그래도 출장은 가야 하기 때문에 집을 나서며 아내에게 물었다.

"여보 막둥이 어디 갔수?" 하니 아내는 남편이 출장 나서는 것을 배웅하면서, "동네 어디서 놀고 있겠지요." 하고 초등학교 1학년 처음 맞은 여름방학을 신나게 놀며 보내고 있을 막내를 생각하며 대수롭지 않게 대답하였다.

아이 아버지는 뭔가가 좀 찜찜했지만 그대로 집을 나서며, "애 좀 잘 봐요." 하고는 출장길에 올랐다.

아이는 순간적으로 "이제 물에 빠져 죽는구나!"라는 생각이 들면서 수많은 생각이 순간적으로 스쳐 지나갔다.

점심 먹고 "놀다 올께요." 하고 나가는 아이의 등에 대고 엄마는 "너무 멀리는 가지 마라." 하고 말씀하셨다.

동네 형들과 또래 친구들과 놀다 보니 집하고는 점점 멀어지고 있었는데, 아이는 혼자라도 그냥 집에 가겠다는 소리를 못 하고, 또 좀 더 놀고 싶은 마음이 있기도 하고, 그리고 집에 가기엔 너무 멀리, 한 번도 안 와본 동네를 지나가고 있어서 혼자 가겠다고 하기에 겁이 좀 나기도 했다.

"여기는 매년 빠져 죽는 애들이 있어서 안 돼." 하고 같이 놀러간 동네 애들 중 제일 큰형인 6학년 형이, 열두 공 굴은 그냥 지나쳐서 쑥뱅이 째단 밭으로 아이들을 데리고 갔다.

아이 아버지는 시외버스 터미널에 가서 차표를 끊으려고 줄을 서 있는데, 아까의 불안이 또 일어나며 자꾸 막내의 얼굴이 떠오르며 뭔가가 아닌 듯한 느낌에, 꼭 귀신에게 홀린 듯한 느낌에 사로잡히는 것이 마음이 영 마땅치가 않았다.

"하나님! 제가 목사가 되어서도 이러니 어찌하면 좋습니까? 저를 지켜주옵소서. 그리고 막내 생각이 자꾸 나면서 불안해지는데, 주님 우리 막둥이를 지켜주옵소서." 하고, 왜 하필 그 시간에 뜬금없이 막둥이를 위한 기도가 나오는지는 별로 의식하지도 못한 채, 그냥 나오는 대로 막둥이 안위를 위해 기도하며 표를 끊고 버스에 올라앉았다.

아이는 그런 신천지를 처음 보았다. 서울 살 때 한강 백사장에 가 본 일은 있지만, 벌써 2년 전 5살 때 본 것이라 별로 기억에도 없고, 대전에 이사 와서는 신도극장 앞 대전 천에서 헤엄을 처음 배우고,

이제 막 물 속에서 눈 뜨는 것 배워서, 물속에서 눈을 뜨면 처음에는 눈이 좀 뻑뻑하고 아픈듯하다 가는 금방 괜찮아지고, 물속 풍경이, 수초가 흔들리고 피라미들이 헤엄치는 모습이 보이는 등, 눈앞에 이것저것 보이는 게 신기하고 재미있었지만, 대전천은 너무 얕고 좁아서 조금만 놀다 보면 그게 그거라 금방 싫증나고 지루해졌었는데, 여기는 무지하게 넓고 사람도 많은 것이 마치 서울 한강 백사장에 온 것 같은 느낌에 기분이 좋았다.

은근히 엄마 땜에 걱정되던 것은 어디론가 없어지고, 본격적으로 노는데 빠져들기 시작하였다.

놀러 가서 물에 들어가기 전에 6학년 형이 애들을 다 모아놓고 준비운동 시키며 주의를 주었었다. "저기 아래 보이는 빨간 줄 보이지? 거기는 깊은 데라 큰일 나니까, 절대로 거기까지는 가면 안 돼. 알았지?"하고 주의 주는 형에게 아이들은 일제히 "응!"하고 큰소리로 대답하였다.

그리고 아이는 노는데 정신 팔려, 모든 것을 잊고 물속에서 눈을 뜨고 물 속 풍경과 사람들의 물속에 잠긴 다리랑 헤엄치는 모습을 보는 재미에 정신이 없었다.

아이 아버지는 버스에 올라 앉아 있으면서도 마음이 좀체로 진정되지 않아 고민하고 있었다. 출장을 안 갈 수도 없고, 영 맘이 이상해서 가면 안 될 것 같기도 하고, 기도를 열심히 해도 뒤숭숭한 마음이 도무지 진정되지 않아 어쩔 줄 모르고 있었다. 버스는 출발시간이 다 되었는지, 운전수가 올라타 시동을 걸고, 차장은 버스 앞뒤로 다니며 뭔가를 점검하고 있었다.

　아이는 신나게 물속 요지경을 보다가 그만 일어서려는데, 아니 이게 어찌된 노릇인가, 발이 땅에 닿지를 않는 것이었다. 가슴에서 덜컹하고 소리가 났다. 정신을 차리고 보니 자기 몸이 아까 형이 조심하라고 주의 주었던 그 빨간 줄 바로 옆에 서 있는 것이었다. 깨금발로 겨우 서서 상황을 본 그 순간 발밑의 모래가 스르르 밀려나는 것이었다. 앞으로 가려고 발끝에 힘을 주니, 더 빨리 모래가 무너져 내리는 것이었다.

　물이 입술 밑에서 점점 코 있는 데로 차오르는 것을 느끼며, 아이는 눈을 들어 앞을 바라보았다. 다들 재미있게 놀면서, 자기 쪽을 보고 있는 사람은 아무도 없었다. 주위에는 물이 깊어선지 사람이 하나도 없었다.

　"나 살려 줘요!" 하고 아이는 있는 힘껏 목청이 터져라 소리를 쳤다. 물이 입술을 지나 코밑에 닿는 것을 느끼며, "이제 죽는구나!" 하는 순간 자기도 모르게 큰 소리로 외친 것이었다.

　아이 아버지는 벌떡 자리에서 일어나지 않을 수 없었다.(뭔지는 모르겠지만, 도저히 그냥 앉아 있을 수 없었다고 나중에 회상하였다.) 버스가 서서히 차부를 빠져나오고 있는 중이었는데, "나 좀 내리겠습니다. 미안합니다."하고는, "출장 못 가서 어떻게 하나?"는 생각은 간 곳도 없고, 막내아들 얼굴만 눈에 떠올라 박차다시피 서둘러 차를 내리자마자, 곧장 집을 향하여 두근거리는 가슴을 안고 허둥지둥 달려

갔다.

아이는 물속으로 빠져들기 바로 전에 세 가지를 보았다.

하나는 아이의 외침을 들었는지, 갑자기 멀리서 놀던 수많은 사람의 얼굴들이 일제히 이쪽으로 향하는 것과, 둘째는 저쪽에서 첨벙첨벙 물 위를 막 뛰어오는, 아이들을 데리고 그곳으로 놀러간 동네 큰형과, 또 하나는 저만치 앞에서 하늘로 던져지는 빨간 무엇이었다.

아이는 서울 살 때 한강 백사장에서 아버지와 형들이 튜브를 태워 줬었기 때문에 그것이 빨간 튜브라는 것을 그 순간 알 수 있었다.

아이 아버지는 집으로 서둘러 와서는 이리저리 아이를 찾아보았지만 아이는 찾을 수 없었다. 동네 어디선가 놀고 있을 테니 걱정 말라는 아내에게 확실치도 않은 일로 걱정 끼칠까 봐 말은 못하고, 출장은 그냥 안 가도 되게 되었다고 얼버무리고 아이가 오기만을 초조하게 기다리고 있었다.

아이는 물속으로 가라앉으며, "이게 죽는 건가 보다!" 하는 생각이 들었다. 꼴깍꼴깍 물이 들이켜졌다. 숨이 차서 숨을 들이쉬는데 콧구멍으로 물이 들어오는 것이, 답답한 것하고는 또 다른 갑갑함을 느끼게 하였다. 입으로는 저절로 물이 먹어지고 코로 사정없이 물이 밀려드는 것이 이상하고 힘들었지만, 그냥 콧구멍으로 입으로 밀려드는 물을 그대로 삼키며 숨이 막혀오는 것을 느낄 수밖에 없었다.

아이는 그러면서도 "정신 차려야 돼!"라고 생각하며, 일단 눈부터 떴다. 그리고 그 정신에도 주위를 살펴보았다. 먼저 찾은 것은 동네 형이었다. 그런데 마음이 급해선지, 물은 흐리고 형은 보이지 않았다.

바닥에 한 번인가 가라앉았다 뜨는 것 같았다.

머리 위가 훤해지며 뭔가 붉은 것이 보이는 듯했다. 바로 머리 위였다. "어! 아까 날아오던 빨간 튜브구나!" 생각하며 "이제 살았다!"는 심정으로 양손을 튜브를 향해 쭉 뻗었다.

물은 안 먹으려 해도 소용없이 먹어졌다. 입으로 코로 물이 사정없이 들어와 숨을 꼴깍거리면서도 용케 눈을 뜨고 튜브를 발견했던 것이었다.

그런데 이게 무슨 일 인가! 튜브를 잡기위해 양손을 위로 쭉 뻗었더니, 몸이 쑥 아래로 꺼지는 것이 아닌가! 아이는 그 순간 생각했다. "이제는 정말 죽는구나!"

실망한 아이는 양손을 그대로 축 늘어뜨리고 말았다.

그런데 이건 또 무슨 조화란 말인가? 튜브를 잡으려고 손을 위로 올릴 때는, 잡으려는 튜브는 안 잡히고 몸만 물밑으로 쑥 꺼져 내려가더니, 모든 걸 포기하고 두 손을 내리니 이번에는 몸이 쑥 떠오르는 것이었다.

순간 아이의 머리가 물 위로 불쑥 올라왔다. 머리 바로 옆에 빨간 튜브가 떠 있었다.

평소에 느려터지다고 맨날 누나들에게 놀림 받던 아이지만, 그 순간만큼은 제비였다. 순간적으로 튜브를 두 손으로 꼭 끌어안고, 머리를 흔들며 주위를 둘러보았다. 그때 동네 형이 첨벙거리며 아이에게로 헤엄쳐 오고 있었고, 그보다 조금 먼저 어떤 청년 아저씨가 뭐라고 하면서 와서는 튜브를 잡고 물 밖으로 나가는 것이었다.

"그냥 있어!" 하고 아저씨가 소리쳤는지, 뭐가 뭔지 아이는 그냥 어리벙벙할 뿐이었다.

물 밖으로 나와 자갈밭에 뉘인 소년은 그 아저씨가 해주는 대로 물을 토하고 누워 있었다.

어질어질한 가운데 누워서 하늘을 올려다보는 아이의 머릿속에는, 이제는 물에 빠졌던 것은 어디로 갔는지 생각도 없고, 집에 갈 일만이 걱정이었다.

이렇게 멀리 나와 본 적도, 이렇게 오래 나와 있어 본 적도 없었기 때문이었다.

물에 빠진 건 걱정도 아니었다. 말 안하면 그만이니까. 아이는 원래 어려서부터 엉큼단지였다.

집에 와서는 아무렇지도 않은 척, 아무 일도 없었던 양 태연히 들어갔다.

그런데 집안 분위기가 뭔가 이상했다. 가만히 눈치를 살피고 있는데 아버지가 아이를 조용히 부르시는 것이었다.

"오늘 무슨 일 있었니? 아빠가 너 때문에 출장 가다 말고 그냥 돌아 왔단다. 왠지 모르게 네 걱정이 되어 발이 떨어지지 않아서 그랬는데, 너 오늘 무슨 일 있었지?"

"아무 일도 없었어요." 아이는 숨기고 넘겨보려 했다.

"그게 몇 시쯤이었더라. 너 그때 무슨 일 있었지?"하고, 아빠가 다 알고 계시는 듯 자꾸 물어 오는데, 아이는 더 이상 버티지 못하고 그 날 있었던 모든 일의 전말을 이실직고할 수밖에 없었다.(그럴 수밖에, 이제 겨우 초등학교 1학년 애송이가 아닌가.)

그러면서도 아이는 모든 일을 자신이 이야기도 하기 전에 다 알고 있는 듯한 아버지가 "혹시 귀신이 아닌가?" 하는 생각이 들었다.

아이 아버지는 아이의 말을 들으시면서 우시는 것이었다.
아이 아버지가 도저히 못 참겠어서 버스를 박차고 뛰어 내리듯 내린 그 시간에, 아이는 "나 살려 줘요."를 외치며 물에 빠져들고 있었던 것이었다.
아이가 물속에서 꼴깍꼴깍 물을 마시며 오르락내리락 할 때, 아이 아버지는 무슨 이유에선지 모르면서도 어린 막내아들이 염려되어, 하나님께 아이의 안위를 의탁하며 기도하고 있었던 것이었다.

야단맞을까 봐 잔뜩 긴장하고 살금살금 기어 들어왔던 아이는, 느닷없는 아빠의 뽀뽀 세례와 예상할 수 없던 용돈에 아이스케이크 보너스에, "야! 세상에 이런 날도 있구나!"생각하며, 뿌듯하고 행복한 오후를 보낼 수 있었다.
그리고 그 후 아이는 아쉬울 때마다 그때처럼 아버지를 불러 보았지만, 그러나 아버지는 그때처럼 "짠—"하고 나타나 돈을 한 움큼 쥐어주시는 일이 다시는 일어나지 않았다.

아이는 나이가 들어 성장해 가면서, 그때의 사건이 무엇을 의미하는지를 깨달아 갈수록, 아버지의 사랑을 가슴 깊이 새기며 항상 감사하는 마음을 간직하고 있다.

동시에 "나도 그럴 수 있는 아버지가 되어야지!" 하고 결심하지만, 그것이 생각처럼, 마음처럼 쉬운 일이 아니고, 잘 되지도 않음을 경험하고 있다.

어느덧 네 아이의 아버지가 되어 자식들을 다 키운 후인 지금 생각해도, 도저히 아버님의 그 한량없는 사랑을 따라갈 수 없음을 느끼며, 다시는 그 품에 안겨 볼 수 없는 아버님을 그리며, 그 어렸던 시절, 기적의 사건을 되새기며 이 글을 쓴다.

아이는 장성하여 정신과 의사가 되었다.

"그때 죽었더라면 어찌 지금의 삶을 누릴 수 있을까?" 감사하는 마음으로, 최선을 다하여 그때 살려주신 뜻을 헤아려, 이웃과 사회에 유익을 끼치는 인간이 되기 위해 노력하며 살고 있다.

"할아버지께는 두 손으로 드려라!"

점심을 먹고 나서려는데 식당 입구에 웬 노인이 서 있었다.

노인이 식당입구에 서서 한참이나 뭐라 중얼거리고 있어도, 누구 하나 신경 쓰는 이 없고, 아무도 그 노인을 거들떠보지 않았다.

식당을 나서며 옆을 지나치며 들어 보니 뭐라고 작은 소리로 웅얼웅얼하는 게, 좀 보태달라는 말 같았다.

옷도 과히 남루하지 않아 "뭘 팔러 온 분인가?" 생각했었는데, 동냥을 구하고 있었던 것이었다. 주인에게 점심을 드리도록 부탁하고, 자리를 잡아들이고 돌아섰다.

마음씨 좋은 젊은 주인도, "한번 드리니까 자꾸 와서 난처하네요!" 하며 안타까운 표정을 지었다.

"할아버지 맛있게 잡수세요!" 인사하고 나오는데, 노인은 자리에서 일어서더니 고개를 숙이며, "복 많이 받으십시오!" 하고 복을 빌어 주는 것이었다.

"이거 저기 저 할아버지 갖다 드려라! 두 손으로 드려야 한다!"

울 엄마는 어딜 가든지 할아버지 거지만 보면 그냥 지나치는 법이 없었다. 우리도 가난해서 돈도 별로 없었지만, 그래도 엄마는 호떡 값이라도, 그것도 꼭 날 시켜서 공손히 두 손으로 갖다 드리도록 시키셨다.

나중엔 이골이 나서 내가 먼저 "엄마! 저기 할아버지……." 하고 말하면, 엄마는 그때서야 비로소 그 노인을 발견한 듯 얼마를 나에게 주시곤 하였다.

쪼르르 달려가 드리면, 거지 할아버지들이 대개는 처음부터 돌아가는 상황을 눈치껏 보고 있다간, 고마워하면서 두 손으로 동냥 드리는 나를 축복하고 몸을 돌리시곤 하였다.

그때는 미처 생각을 못했었는데, 아마도 엄마는 일부러 안 보시려고 외면하고 계셨던 것 같았다는 생각이 들기도 한다. 실은 그만큼 우리도 가난했었기 때문이다. 사실 누굴 도울 수 있는 형편은 아니었던 것 같았는데, 엄마는 항상 이북서 외할아버지가 만약에 혼자서 피난 나오셨다가, 우리가 모르는 어딘가에서 저렇게 빌어 잡숫고 계실지 모르는데, 외할아버지 생각해서라도 어떻게 그냥 지나칠 수 있겠냐는 말씀을 눈시울을 붉히며 하시곤 하였다.

이젠 나도 어딜 가든지 지극히 자연스럽게 할아버지 소리 듣는 나이가 되었지만, 아까 그 할아버지를 보는 순간 어려서나 똑같이 외할아버지를 보는 것 같은 느낌이 들었던 것이다.

오늘 내가 빌어먹지 않으면 안 되는 형편을 면하고, 다만 작은 적선이라도 베풀 수 있는 입장일 수 있음에 한없는 고마움을 느낀다.

　이럴 수 있음이, 모든 것을 희생해서 자식을 가르치신 부모님의 은혜임을 생각하며, 다시 한 번 부모님의 크신 사랑과 헌신에 감사드리는 마음이다.

　전쟁 통의 그 어려운 환경과 가난 속에서도, 자식들 가르치고 공부시키는 것을 최우선으로 삼으셨던 부모님이시다. 당시 우리들 가르치는 돈으로 서울 근교에 땅을 사놓으셨다면 지금쯤 수백억 부자 소리를 들으셨을 것이다. 그렇게 귀한 돈을 다 자식들 교육에 쏟아 부을 때, 어떤 친구가 "그렇게 자식들 공부시키면 뭐해? 그 돈으로 땅을 사놓지!" 했다는 이야기를 하신적도 있었다.

"그때 그 친구 말대로 그 땅 샀으면 정말로 지금 수백억은 될 거야! 그래도 나는 너희들 공부시킨 것이 잘한 일이라고 생각 한단다! 내가 죽기까지 애비 용돈이나 책임지거라! 내 많이는 안 쓰마!" 말씀하시며, 말기 대장암으로 투병하시는 아버지 병구완하느라 옆을 지키고 있는 막내아들을, 돌아가시는 순간까지 축복하고 격려하시다 웃으며 돌아가신 아버지를 생각하니 감사한 마음일 뿐이다.

"아버님, 어머님 감사합니다!"
하늘을 우러르며 부모님의 은혜를 새롭게 마음에 새긴다!

크리스마스이브와 자장면

"세상에 정말로 믿을 놈 하나도 없다더니!, 이럴 수가, 안 돼!"하고 눈을 번쩍 뜨고 보니, 벌써 날이 훤하다.

"안 돼!" 우는 소리를 하며 비실비실 일어나 문 열고 부엌으로 나섰다.

"세상에 이럴 수가!" 자장면 그릇들이 첩첩이 쌓여 있는 게 아닌가!

"와아 이럴 수가 있어?" 하고 냅다 소리 지르고 찡얼거리는데, 작은누나가 "왜 그래." 하면서 눈을 부스스 뜨더니,

"그러니까 누가 너 보고 자래? 시끄럽게 하지 마! 어제 늦게 자서 졸려 죽겠단 말야!" 하는 게 아닌가.

친구가 모처럼 전화해서 옛날 자장면 먹자기에, 수십 년 전통 있는 대학시절부터 즐겨 찾던 중국집에서 자장면하고 탕수육 작은 것 시켜먹으며, "여기는 참 요즘 무슨 '퓨전 맛'처럼 하지 않고, 옛날 맛 그대로라 좋아!" 하고 얘기하다, 불현듯 그 옛날의 한 맺힌 크리스마스이브의 자장면 생각이 난 것이었다.

초등학교 2학년 크리스마스이브의 잊을 수 없는 사건이었다.

일 년에 잘 해봐야 서너 번밖에 자장면 먹을 기회가 없던 시절, 서울서 모처럼 내려온 큰형이 선언을 한 것이었다.

"오늘 저녁 12시에 자장면 시켜 줄께! 12시 땡- 하면 시킨다. 그때까지 안자는 사람 것만!", "와-" 하고 기쁨의 환호성을 누나들과 함께 올린 것까지는 좋았는데, 나는 그만 저녁 먹고 어찌어찌 하다 잠이 들어 버렸던 것이었다.

그도 그럴 것이 "방학인데 공부할 일 있나?"가 생활신조였던 내가 그 나이에 공부하느라 12시까지 버틸 것도 아니었고, 라디오도 없던 시절 생짜로 앉아 있어야 되는데, 초등학교 2학년에게는 무리였을 수밖에……

"그래도 그렇지 어쩜 이럴 수가……. 어떻게 쪼끔이라도 좀 남기지……" 혼자 울먹이는 목소리로 푸념하는데, 작은누나는 웃기는 소리 말라는 투로,

"불어서 어떻게 먹니? 그리고 누가 너 보고 자래?"하면서, 누나들끼리 "어제 저녁 너무 맛있었지―잉?" 하고 입맛을 다시면서 약을 올리는 것이었다.

항상 내편을 들어주던 작은 형마저 빙긋빙긋 웃고만 있었다.

"세상에 믿을……"만 맘속으로 되뇌며 분을 삭힐 수밖에 없었다.

그리고 그 뒤로는 그런 기회마저 다시는 안 오고, 그리고 수년이 지난 뒤에는 그때처럼 자장면 한 그릇 먹기가 그렇게 힘든 형편은 면했던 것이었다.

친구와 자장면을 먹으며 그 생각을 하는데, 50년도 훨씬 더 지난 지금인데도 왜 그리 약이 오르는지 모르겠다. 아마 어린 마음에 한이 되긴 됐었던가 보다.

누나들이나 형들이 생각한 것보다 내 마음이 더 약 올랐었나 보다. 아직 이 나이에도 그 생각에 짠한 마음이 드는 것을 보면.

오늘의 풍요를 대하며 옛 생각을 하니 감사할 일 뿐이다.

지금은 12시 못 채워 내년 크리스마스를 다시 기약하지 않아도 되니, 이 얼마나 괜찮아진 형편인가!!

오직 감사할 뿐이다!!!

"내가 너하고 똑같은 한 표라니 말이 되냐?"

"야! 나도 너하고 똑같이 한 표냐? 이게 말이 되냐?"

초등학교 3학년 때였다. 어느 날 가족회의를 마쳤을 때, 아버지의 의견이 엄마와 우리들의 압도적(?) 반대에 부딪쳐 부결되고 난 다음 아버지께서 나에게 하신 말씀이다.
아버지가 고맙고 존경하지 않을 수 없는 것은 그러시면서도 그 날의 결정을 존중해 주셨다는 것이다.
그때 나는 굳게 결심했다. 이담에 나는 어림도 없다고……!!!

초등학교 3학년인 아들의 의견과 아버지의 의견이, "민주사회라면 기본적으로 평등한 권리가 보장되어야 한다!"는 논리에 근거하여, 똑같이 한 표라니!
사안에 따라 다를 수 있어야 하는 것 아닌가 하는 생각을 해본다.

선장과 선원이 저녁 반찬에 삼치 통조림을 뜯을까, 꽁치 통조림을 뜯을까 하는 문제로 서로 다른 생각을 가지고 있을 경우라면, 다수의

의견에 따라 메뉴를 정하는 것이 타당할 것이고, 그럴 때라면 선장이나 선원이 똑같은 한 표일 수 있겠지만,

"이 폭풍우 속에서 방향을 어디로 잡고 나아가야 할까?", "얼마의 각도로, 어느 정도 빠르기로 선수를 틀어야 될까?"같은 결정은, 절대적으로 선장에 의해 내려져야 하며, 모든 선원은 최선을 다하여 이 선장의 결정을 따르도록 힘쓸 일이지, 결코 동등한 입장에서 모두 같은 한 표의 결정권밖에 없다고 주장하고 또 그것이 받아들여져서는 안 될 것이다.

"사공이 많으면 배가 산으로 간다!"는 말도 이런 의미가 들어있는 말이 아닐까 생각해 볼 수 있을 것이다.

인격이 평등하다는 것과, 책임과 권한과 권리가 무조건 산술적으로 평등한 것은 다른 것이어야 한다.

모든 면에 있어서 평등만이 최선의 가치로 주장되고 적용된다면, 그것이 오히려 자칫 그 조직이나 공동체의 파멸과 공멸을 불러오는 지름길이 될 수도 있지 않을까 하는 생각을 해보게 된다.

너와 나의 외형적 동등한 대우를 주장하기보다, 공동체 전체의 역량이 더욱 커질 수 있게 하기 위하여, 어떻게 역할을 분담하고, 어떻게 위계질서를 잡는 것이 효율적일 것인가에 초점을 맞추고 힘을 기울여야 할 것이다.

이때 나의 역할이 무엇일까를 현명하게 헤아리고, 솔선하여 그 일에 임할 수 있는 공동체의 일원이 될 것을 마음 속 깊이 다짐해 본다!

아들의 엄마! 어머니의 아들!

"아들아! 나는 아들의 엄마라는 말을 듣고 싶은 거란다. 지금은 엄마의 아들이라고 해야 사람들에게 너를 알릴 수 있지만, 이다음에 나이 먹어 네가 어른이 되었을 때는, 나를 사람들이 알려면 누구의 어머니라고 해야 되기를 엄마는 소망하는 거란다.

엄마가 보았을 때, 너의 어려서 클 때의 영특하고 어진 성품으로 보아 충분히 그렇게 될 수 있는 재목이라 믿는다.

이제 남은 것은 하나님께서 엄마를 빌어서 너에게 주신 능력을, 네가 얼마나 제대로 잘 발휘할 수 있는 사람이 되느냐에 달려있는 거란다.

너는 특별한 축복을 받고 태어난 존재란다. 네가 네 인생을 잘 가꾸어, 받은 축복을 충분히 발휘하고, 훌륭한 인물이 되어, 그런 훌륭한 인물의 어머니로서 내가 소개될 수 있는 날을 기다리마.

그렇게 되기 위해서 가장 중요한 것 중의 하나가, 오늘을 어떻게 보내는 사람일 것이냐 인 것을 잊지 말거라!"

그리고 아주 한참, 십 수 년도 더 흐른 다음에야,

나는 내가 그리 특별나지 않은, 그냥 지극히 평범한 이 시대의 한 젊은이인 것을 알 수 있었다.

그냥 지성으로 하나님의 뜻을 따라 행하고자 하는 어느 평범한 목사님의 아들이고, 어려운 삶의 여건과는 상관없이, 그런 것은 문제로도 삼지 않고 방해받지 않으면서, 하나님이 허락하신 3남 2녀의 자녀들을 이 세상에서 최고가는 인물로 키울 소망과 사명감에 불타는, 평범하며 동시에 비범할 수밖에 없는 한 어머니의 아들인 것뿐인 것을 깨달을 수 있었다.

그러나 지극히 평범한 나임을 깨달은 후에도, 나는 결코 평범함에만 머물러있을 수만은 없는, 위대한 인물의 어린 싹이라는 자부심과 긍지에서 벗어날(?) 수 없었다.

왜냐하면 이미 나의 자긍심과 사명감은 변할 수 없을 만큼 굳어져 있었기 때문인 것이었다.

어머니의 아들이라는 옷을 벗고, "이분이 바로 제 어머니이십니다!"라고 엄마를 소개할 수 있는 사람이 되어야 한다는 것은, 변경될 수 없는 내 앞날의 모습으로 이미 굳게 굳어져 있었던 것이었다.

이제 아흔이 되신 어머님을 어느새 육순이 된 이 막내아들이, 여전히 나의 어머니라고 소개할 수 있기보다는 "저는 어머니의 아들입니다. 이 분이 자랑스러운 저의 어머니이십니다!"할 수밖에 아직 없지만, 그것이 하나도 부끄럽지 아니하고 오히려 감사한 것은, 어머니의 그 말씀이 항시 나를 지켜주시고 바로 잡아 주시어, 아직 부족함은 많지만 그래도 아들의 엄마 소리를 들으실 수 있게 되는 그날을 향해 나아가고 있음 때문이고, 바르게 클 수 있도록 교훈하신 어머님에 대한 감사와 뿌듯함 때문인 것이다.

어머님을 생각할 때마다, 나는 아비로서 어떠한가를 되돌아보며 아비 된 마음을 추스르게 된다.
나 또한 내 사랑하는 자녀들의 아버지라고 소개 받을 수 있게 되기를 기도하는 마음으로 자식들의 앞날을 축복하며 기대해 본다.
축복과 긍지와 바른 목표를 심어주며 자녀를 키우는 것이 얼마나 중요한 일인가를 다시 한 번 생각해 본다!

"나는 어물전 비린 내음이 좋다!"

"시장 가자."하고 크게 부르시는 음성은,
아이에게는 "아들아! 오늘은 뭐 사줄까?" 하는 소리로 들렸다.

군것질이 죄악시(?)되던 어려운 시절에, 시장 보면서 백 환(지금의 십 원)을 이리저리 쪼개고 쪼개어, 겨우 남긴 돈으로 어묵도 군것질도 시켜주시는 엄마의 단호한 결단을, 구두쇠 아버지도 그것까지는 어쩔 수 없었기 때문이다.

특히 울 엄마는 가끔 "사람은 제철 과일을 물릴 정도로 화끈하게, 한 철에 한 번은 먹고 넘어가야 건강하다!"고 하셨다는 개성 땅의 지주 시었던 외할아버지의 지론을, 피난살이에, 가난한 이의 아내가 되어서도 철저히 신봉하는 분이셨다.

백 환(십 원)이면 꽁치가 15마리 하던 시절이라, 딴 반찬만 안사면 백 환으로 꽁치 파티하기에 충분한 시절이었다.

울 엄마는 눈치가 아마 9단은 되셨던 것 같다. 내 눈치를 보고는 "오늘은 복잡하게 계산하고 여러 생각할 것 없이 꽁치만 사자." 하시는 날이 가끔 있었다.

그런 날이면 나는 은근히 기분이 좋아졌다. "드디어 오늘은 나도 좀 먹어보겠구나!" 하는 생각에서였다.

쪼끔 있을 때는 악다구리(?) 같은 누나들이, 나 한번 젓가락질하는 동안에 서너 번 젓가락질 하는 것은 당연지사고, 그 고소한 꽁치 뼈까지 오도독거리며 다 먹어 버려서, 왕창 굽는 날이 아니면 유달리 꽁치를 좋아하던 나의 성에 찰 수 없었기 때문이었다.

울 엄마는 그 무거운(?) 꽁치 15마리를, 키라고는 쬐끄매서 봉지가 땅에 질질 끌릴 것 같은 데도 개의치 않고, 꽁치 짐을 나에게 턱 맡기시고는 잘도 앞장 서 걸어가시곤 하였다.(어려서 엄마 짐을 들어줘 봐야, 이담에 아내 짐도 들어줄 줄 안다고 하시면서) 그래도 그 무거운 짐을 두 손으로 끙끙거리며, 이 쪽 저 쪽 옮겨가며 들고 오면서도 얼마나 희망에 부풀었었던지…….

"오늘은 나도 온전히 한 토막, 귀신들(?)에게 뺏길 염려 없이 먹을 수 있겠지……" 생각하며 시장서 돌아오던 추억이 어물전 비린내만 맡으면 떠오르는 것이다.

그래서일까?

그 꼬리하고 비릿한 냄새를 나는 싫어할 수가 없다.

"울 엄마의 비리한, 지금은 잊어버린 젖내음도 이런 냄새이었을까?"

"엄마 늙으면 제일 좋은 것으로 사와라!"

"야! 되게 맛있다. 이거 우리 엄마가……" 하고 말을 꺼내기가 무섭게, "아빠! 이번 들으면 백 번째예요!" 하고 딸들의 아우성이 밥상을 뒤덮는다.

울 엄마는 우리들에게 오징어 살짝 데쳐서 초고추장 찍어 먹이는 것을 큰 낙으로 여기셨다. 딴 건 몰라도, '오징어 데쳐 초고추장 찍어 먹이기'는, 울 엄마가 드러내 놓고 솜씨 자랑할 만한 몇 안 되는 요리 레퍼토리 중의 하나였던 것만은 분명하다.

칼집을 내서 모양을 낸 것도 아니고, 그냥 슬쩍 데쳐서 뜨거울 때 손 호호 불어가며 숭숭 썰어 큰 접시에 푸짐하게 담아주신 것 외에는 별것 없는 것 같은데도, 엄마는 오징어 회 하는 날이면 평소보다 더 목심을 주시는 것이었다. 아닌 게 아니라 무지막지하게 맛있게 먹었던 것은 분명한 사실이다.

일 년에 몇 번, 오징어가 되게 많이 잡히는 철이라야 먹어본 오징어 회이지만, 그 맛을 지금도 잊을 수 없고, 그 맛 따라올 장사를 그 뒤로는 만나볼 수도 없었다.

오징어 회를 먹을 때마다 울 엄마가 꼭 하시는 말씀이 있었다.

"지금은 네가 어리니까 부드럽고 맛있는 델 널 주지만, 이다음에 엄마가 늙었을 때는 엄마한테 오징어 사오려면 제일 좋고 연한 걸로 사와야 된다."

그렇게 말할 때마다 "왜? 이 맛있는 꼬랑지 씹는 맛을 엄마는 싫은 걸까?" 하는 표정으로 엄마를 바라보면, 엄마는 내 맘을 아시는 듯 이렇게 대답해 주시곤 하셨다.

"엄마가 그때는 늙어서 씹기가 어려워지거든, 그러니까 엄마한테는 가장 좋은 것으로 사와야 하는 거란다!" 하시곤 하였다.

정신없이 귀신(누나)들의 젓가락 공격 사이를 뚫고 한 첨이라도 더 먹어 보려는 8살짜리의 피눈물 나는 생존경쟁 가운데서도, 울 엄마의 그 말씀 "늙으면 잘 씹지 못하게 되니……" 하시던 말씀은 왠지 잊으면 안 될 것 같은 생각이 들어 뇌리에, 마음 깊이 확고하게 자리를 잡게 되었다.

어린 시절 맛있게 먹던 생각에, "여보, 오늘은 오징어 회 하면 어떨까?" 하고 쓱 바람을 잡을라치면, 고약한 딸년들이 낄낄거리며, 오늘 또 "울 엄마가" 하는 아버지의 주문을 들을 거라며 놀려대는 것이다.

그렇다!

오징어 회만 먹으려면 울 엄마가 맛있는 부위 골라서 누나들의 공략으로부터 날 보호하시며, 그래도 그럴듯한 것 한 첨이라도 더 먹이시며 하신, "나 이담에 늙으면……." 하시던 말씀이 떠오르곤 한다.
  그 어머님이 이미 늙으셨건만, 나는 아직도 울 엄마의 보호자이기
보다는, 여전히 젖 빠는 어린아이와 같은 치기를 벗어나지 못하고 있
다. 그래서 울 엄마를 생각할 때마다 죄스럽고 아린 마음을 금할 수
없다.

  '나이 먹음'이란 무엇일까?
  낡고 늙는 것으로 인생은 끝나는 것일까?

  내가 나서 키운 아이에게 돌봄을 받고, 내가 가르치던 아이의 인도
함을 기꺼이 따르며, 삶의 마감을, 내가 품어 키운 아이의 품속에서
맞이할 수 있음을 감사함으로 받아들일 수 있을 만큼 인격이 성숙하
는 것을 의미함이 아닐까?
  짐승의 노쇠와 사람의 나이 듦이 달라야 하고, 짐승과 사람의 다름
이 바로 이에 있는 것 아닌가 생각해 본다.

  "내가 늙으면 왜 니들 신세질 생각을 하니? 나는 혼자 살다, 혼자
죽을란다!"라는 말을 자랑스럽게 외치는 이들을 볼 때마다 울 엄마
말씀이 떠오른다.
  "내가 이담에 늙으면 최고 좋은 것으로 사와라! 엄마가 그때는 늙
어서 씹기가 어려워지거든……. 지금은 내가 너를 돌보지만 그때는
니가 나를 돌봐 줘야 한단다. 그래야 나도 내 귀여운 아들 덕분에 맛
있는 오징어 회 실컷 먹어보지!"

나는 그 말씀에 건성으로 대답하며 열심히 오징어만 씹었고, 그런 나를 어머니는 대견해 하시며 내 볼을 쓰다듬어 주시었다.

그 엄마의 아들로서 나도 내 자식들에게 준엄하게 외쳐본다!
"나는 늙으면 니 품에서 죽을텨!"
"너와 네 아내와 너의 자손들을 축복하는 것 외에는 줄 것이 없을지 모르지만, 그래도 나는 네 마음에 기대어 죽고 싶단다!"
"부모의 삶을 마감 지을 수 있는 자녀가 되는 축복이 너에게 임하고, 그 모습을 너의 자손들이 보고 배워, 인간으로서의 바른 삶의 모습이 유전되기를 원하노라!"라고 말해주고 싶다.

어떻게 나이 드는 것이 바람직한 '나이 먹음'일까를 다시 한 번 생각해 본다.
낡은 구닥다리로 못쓰게 되어 폐기되는 것이 아니라, 날마다 새롭고, 날마다 성숙하고 원숙해지며, 철없는 후손에게 바른 교훈을 남길 수 있는,
그래서 그러한 교훈들이 모여 참된 인간의 역사를 이루는데 작은 몫을 감당하려는,
그런 마음가짐의 '나이 먹음'이어야 하지 않을까 생각해 본다!

"딸그락거리지 말고 조용히 먹고 학교 가라!
엄마 잠 깬다!"

고3 때 일이다.

드디어 고3이 되어, 마지막 종착역을 향해 라스트를 뽑아야 할 때가 왔다는 각오로, 평소에는 겨우 지각 면할 정도로 학교에 가던 내가 오지게 결심을 하고 새벽같이 일어나 6시쯤 집을 나서게 되었다.

안 그래도 2교시 끝나면서부터 도시락을 한 숟갈 두 숟갈 씩 몰래 먹다가 정작 점심시간에는 먹을 밥이 없어서, 도시락 뚜껑에 한 숟갈씩 돌아다니며 동냥(?)으로 연명하던 시절인데, 아침은 꼭 챙겨 먹어야 했었다.

아들의 비장한 결심을 보고 받고, 엄마는 고개를 갸우뚱하시더니, "일단 며칠 해보자!" 하시곤 새벽밥을 해주셨다.

일주일쯤 지났을까, 하루는 나를 부르시더니 "너 새벽밥 해주느라 일찍 일어나는 바람에 내 생활리듬이 깨져서 낮에 아무것도 할 수 없으니 문제다. 아침은, 저녁에 밥상 차려서 부뚜막에 올려놓고 담요 덮어 놓을 테니, 찾아 먹고 가라. 대신 저녁밥은 별일 없으면 학교로 가져다주마, 어떠냐?" 하시는 것이었다.

낮에 많은 활동을 하시는 어머니셨기에 말씀이 충분히 이해가 되었고, 당연히 그래야 될 것 같아 그러겠다고 말씀드리니, 한 마디를 더 하시는 것이었다.

"내가 요즘 예민해서 작은 소리에도 잠이 깨고, 한 번 잠이 깨면 다시 잠들기 어려워 고생이니, 아침 먹을 때 딸그락거리는 소리 나지 않게 조심해라."하시는 것이었다.

"넵!" 하고 그 다음날부터는 그렇게 했다.

한결 마음이 편했다. 엄마를 돕는 의미에서이기도 했지만 다소 농땡이를 부려도 될 것 같은 마음에 상당히 안정감이 들었었다.

저녁 6시경, 아버지와 엄마, 두 분이 자전거 뒷자리에, 쟁반에 저녁을 담아 오시면, 농구장 스탠드 한 켠에 앉아 부모님 보시는 앞에서 한 그릇을 후딱 먹어치우면 물을 꼭 챙겨 먹게 하시곤 하였다.

전교에서 부모님이 학교로 저녁 배달하는 놈은 나 하나밖에 없었다. 덕분에 소문이 나서 친구들에게 놀림을 받기도 했다. 나도 속으로 "나는 아침을 부뚜막에서 혼자 차려 먹고 온단 말야." 하며 넘어가곤 했었다.(전교에서 고3인데 아침도 못 얻어먹고, 혼자 딸그락 소리 안 나게 숨 죽여 먹고 오는 분도 나 하나였던 것이었다.)

수험생 부모님들과 상담할 때, 아이가 안 들어와 새벽 1시, 2시까지 못 잔다느니, 아이 공부하는 책상 옆에서 애가 졸릴까봐 나도 뜨개질하느라 잠을 못 자서 정신없다는 식의 말을 들으면서,

어머님이 담담하고 당당한 어조로 수험생인 아들에게 "밥 알아서 차려먹고 가서, 니 공부 니가 알아서 해라!" 하시며,

각자 맡은 일에 최선을 다하는 것이 어떤 것 인가를 가르쳐 주신 것과, 자기 일을 스스로 알아서 처리했을 때 느낄 수 있는 뿌듯함 등 여러 가지 생각이 떠오르는 것을 경험하곤 한다.

요즘에 내가 만약 고3이라면, 아마 우리 엄만 당장 열쇠 새로 만들어서, "엄마는 시간 되면 잘 테니까 조용히 딸그락거리지 말고 들어와 준비해 논 간식 적당히 먹고, 공부는 더 하든지 말든지 니가 알아서 해라." 하고 편하게 주무셨을 것 같다.

그리곤 아마 한 마디 하셨을 것 같다.

"딸그락 거려 엄마 잠깨면 다음 날 엄마 힘드니까 너 조심해라." 하고.

그리고 내가 의과대학에 합격하고 좋아서 말씀드릴 때, 흐뭇해하시며 "니가 알아서 너의 앞길을 잘 헤쳐 나가는 모습이 자랑스럽고 대견하다." 말씀하시며, 나의 노고를 치하해 주시던 엄마의 모습이 새삼 떠오른다.

엄마가 아들을 대학에 들여보낸 것이 아니라, 엄마는 최선을 다해 아들이 알아서 할 수 있도록 돕고, 대학은 아들이 스스로 노력해서 들어간 것이다.

"대학 알아서 들어가는 것 보니 이제 다 키웠구나 싶고, 어디 내놔도 지 앞가림 할 수 있을 것을 믿을 수 있겠고, 그야말로 이젠 보물

섬도 찾아갈 수 있겠구나!" 하시며 나를 인정해 주시던 어머님의 아들에 대한 무한한 신뢰의 표현이, 나의 자존심을 얼마나 많이 고취시켰었나 하는 생각을 해 본다.

"엄마가 다 알아서 해줄 테니 너는 딴 짓 말고 공부만 해라." 하다가, "엄마가 그때 너를 더 열심히 깨웠어야 하는데, 엄마가 더 모질게 깨우지 못해서 니가 공부를 더 못하게 되어 대학에 떨어졌으니 엄마가 미안하구나!"라는 어머니를 보거나,
"엄마가 그때 왜 때려서라도 날 안 깨웠어."하며 엄마를 맘 놓고, 대 놓고 원망하는 자녀들을 볼 때면, 울 엄마 생각이 다시금 떠오르게 된다.

어디까지 해야 되는 것인가?
자식을 위한 것인가, 아니면 내 불안을 떨치기 위한 것인가,
아니면 내 맘에 드는 작품으로, 상품으로 사육하기 위해선가?
아이가 성공하면 누가 제일 기뻐할까?
아이가 실패하면 누가 제일 힘들어 할까?
누구 인생인가?

자식들이, 자신들의 삶을, 시행착오를 겪어가면서도 스스로 제어하며 일구어 가는 힘겨워하는 모습을, 안타깝고 안쓰러운 마음이 들지만 그래도 달려들어 대신 해결해주는 것이 아니라 참고 지켜봐야 하는 것이 부모의 역할 중 하나라는 생각을 다시 한 번 해보게 된다.

"난 전도자의 사명을 받았거든!"

미국에 계신 어머님과 통화를 했다.

여전히 밝고 명랑한 목소리로 노래하듯, 하루하루 생활이 더할 나위 없이 행복함을, 죽음이 생을 이 세상과 갈라놓을 때까지 행복과 건강을 누리며 사는 기쁨의 생활을, 여전히 자랑하고 계셨다.

이제는 어느새 함께 지내는 노인 요양원의 대부분의 할머니들도 여든 아홉이나 되신 어머님보다는 젊고 어린 사람들이지만, 그들을 위해 기도해 주며, 예수 믿고 몸도 마음도 영혼도 건강하게 사는 기쁨을 전하는 전도자로서 하루하루를 감사하며 살고 있노라고 하시며, "내 걱정일랑 말아라!" 말씀하시는 것이었다.

감사하는 생활의 기쁨이, 예수님과 함께 함으로 가능한 것을 열심히 전하고 있다는 말씀이었다.

"나이를 먹었어도 내가 더 먹었는데, 내가 방방마다 찾아다니며 노래도 해주고, 찬송도 불러주고 기도도 해주고 하면 다들 너무 좋아해!"라고 말씀하시는 것이었다.

"일찍이 전도자의 사명을 받은 나인데, 아니 그깟 장소가 무슨 상

관이 있겠냐!" 하시며 여기서도 열심히 그리고 훌륭히 전도자의 사
명을 다하고 있다 하시며, 죽는 그 날까지 사명을 다하며 기쁨 가운
데 살 것 이라고 말씀하시는 것이었다.

밝고 기쁨에 가득한 목소리로 들려주시는 말씀을 들으면서, 어렸
을 때 엄마의 인생 역경을 글로 쓴다면 아마 책 열권으로도 모자랄
것이라고 말씀하시면서 들려주시던 말씀이 떠올랐다.

"열아홉의 나이에, 이 조선 땅의 큰 여성 일꾼이 되리라는 원대한
꿈과 포부를 안고 지금으로 부터 18년 전, 여성은 교육받을 기회가
좀체 없고 어려웠던 시절에 신학대학엘 갔다가, 니 아버지라는 남성
에게 반하여 시집가는 바람에 학업을 중도 포기할 수밖에 없었던 것
이 한이 되어 막내인 네가 크기만을 기다렸단다."
어머니가 37세 되던 해에 그러니까 이 막둥이가 드디어 초등학교
를 들어가던 해에, "네가 도와주면 엄마는 너희들 낳아서 키우느라
못 이룬 꿈을 이룰 수 있단다. 이 땅의 위대한 여성 전도자로서의 사
명을 펼쳐나갈 수 있단다! 날 좀 도와주지 않겠니?" 하시며,
어린 아들을 앉혀놓고, 엄마의 꿈과 포부와, 인간의 삶이 무엇을
추구하며 사는 것이 의미 있는 것인가를 세뇌(?)에 가깝도록 설명하
고 설득해서, 7살 어린 아들은 뭐가 뭔지는 잘 모르겠지만 지금 자신
이 어머니를 도와 어머니의 뜻을 이루는데 도움이 되는 행동을 하는
것이 엄청나게 훌륭한 일을 하는 것이라는 확신에 차게 만든 것만은
분명한 사실이었다.

드디어 설득이 마무리 되던 날, "애가 당신에게 할 말 있대요."하시면서 아버지 앞으로 나를 들이밀어서(?), 그때 내가 사명감을 가지고 아버지를 설득하던 생각이 난다.

"내가 학교 갔다 왔을 때 엄마 안 계셔도 울지 않고 잘 지낼 수 있어요. 엄마 공부하게 해주세요. 아버지! 네?"

이 막내는 엄마가 가르쳐주신 대사를 영특하게 한 마디도 틀리지 않고, 감정까지 넣어가면서 실감나게 호소했던 것이다.

평소에, "막내가 아직 어린데 엄마가 공부한다고 집 비우고 다녀도 괜찮겠어?" 라고 아버지는 좀 부정적으로 말씀하셨었다. 나는 엄마의 신학대학 복학에 사뭇 부정적이신 아버지를 설득하는 중차대한 임무 수행에 들어갔던 것이다.

나를 기특하게 여기셨던 것인지 아니면 어차피 못 말리는 엄마 성격을 익히 알고 계시던 아버지가 나의 탄원을 기회로 삼아 허락하시는 윈윈 전략을 발휘하신 것인지는 몰라도, 그렇게 해서 울 엄마는 나이 40에 대학 졸업생이, 대전 감리교 신학대학을 1회로 졸업한, 당시로서는 드문 학사 출신의 여성 전도사님이 되실 수 있으셨던 것이다.

그것 보라는 아버지의 질책이 두려우셨던 것인지 모든 일에 철저한 엄마의 성격 때문인지는 몰라도, 일곱 식구 뒤치다꺼리 하고 십리는 족히 더 되는 대학교까지 뛰어다니시며, 공부에서 만큼은 누구에게도 지는 꼴(?)을 못 보는 엄마의 성격상, 밤새워 공부하는 것이 일주일에 몇 번씩 되는 대학생활 동안, 비록 20대의 젊고 팔팔한 동기들을 제치고 일등 졸업을 하시기는 했어도, 아주 심한 위장병에 걸리고 마셨던 것이다.

지금도 기억나는 것은 아침에 어렴풋이 눈을 뜨면 머리맡에서 밥상 펴놓고 촛불 아래서 공부하시던 엄마의 모습이고, 그때 눈 뜬 나를 보시며, "엄마는 아침밥하고 너는 그 시간에 일어나 공부해야, 니가 나와 서로 당당할 수 있는 것 이란다!" 하시며, 각자 자기 일에 최선을 다하는 삶이어야 할 것을 말씀하시며 행동으로 보여주시던 모습이다.

그렇게 해서 얻은 위장병이 날로 심해져서 급기야는 밥 한 술 넘기기도 어려울 정도가 되고, 피난시절 제주도에서 내가 세상 나오며 엄마 자궁까지 끌고 나오는 불효를 저지른 바람에 인연을 맺게 된 위생병원이 전쟁 후에 서울에 자리했으므로 서울까지 오가며 치료받으시던 그 약 보따리가 기억나기도 하고, 위산검사를 하기 위해 옷을 지킬 사람이 필요해서, 학교를 기쁜(?) 마음으로 기꺼이 결석하고 엄마 따라가 옷 지키며 앉아 기다리던 그 퀴퀴한 냄새나던 지하의 검사실 복도도 50여 년이나 지난 지금도 기억에 생생하다.

엄마 옷을 가슴에 꼭 끌어안고 생각보다 빨리 안 나오셔서 불안하던 그때의 심정이 지금도 느껴지는 것 같고, 울먹여지는 것을 참고 앉아 있는 나를, 옆에 계시던 어떤 아주머니가 "니가 엄마 보호자인가 보구나! 착하기도 하지!" 하며 키가 작아서 나이보다 어려 보이는 초등학교 3학년 아이 머리를 쓰다듬어 주셔서, 그 아이가 속으로 아주 뿌듯함을 느끼고 자신이 매우 훌륭한 일을 하고 있다는 보람으로 엄마를 기다리며, 무서움으로 다가오는 불안을 이겨내던 기억도 새롭다.

지금도 그때의 뿌듯하던 기억이 떠올라, 가끔 진료실에 엄마와 같이 오는 아이들 머리를 쓰다듬으며, "니가 엄마 보호자구나! 착하기도 하지!" 하면서 어린 시절 생각을 하곤 하는데, 엄마의 밝은 목소리를 들으며 어린 시절의 이런 생각들이 주마등처럼 스쳐갔다.

뭔가 했다 하면 뿌리를 뽑는 성격 때문에, 특히 공부만큼은 양보할 수 없다는 어린 시절부터의 전통을 유지하기 위해 밤을 낮 삼아 공부하셨던 것이다.

그 결과 일등 졸업의 영예와 동시에 얻으신 아주 고약한 위장병을, 2년여에 걸쳐 서울까지 5~6시간 걸리는 완행열차 타고 다니며 지극정성으로 치료받았지만, 결국 파란 눈의 그 의사 선생님이 이젠 더 이상 좋아질 것 같지 않으니 너무 먼 길에 괜한 고생하지 말고 그만 오라는, 사형선고나 같은 최후통첩을 하였던 것이다.

"나는 사형선고 받고 와서 밥 한 술 못 뜨고 있는데, 밥이 그렇게도 잘 넘어 가슈?"

"그러니 나보고 어쩌란 말야! 밥도 먹지 말라는 말야?"하며,

아빠 엄마가 폭폭한 심정에 말다툼하시던 기억도 떠오른다.

아랫목에 누워 우리들 밥 먹는 모습 보며 눈물짓던 어머님의 삐쩍 마른 그 모습이 생각이 난다.

자다가 어찌 눈이라도 떠 보면 무릎을 구부리고 울며 기도하시던

엄마가, "깼니?" 하시며 머리 쓰다듬어 주시던, 그 눈물 젖은 얼굴도 기억난다.

그리고 기도 가운데 기적이 임해서, 치유 받고, 회복되시고 어느덧 50여 년 가까운 세월이 흘러 이제 어머님 연세가 여든 아홉이 되신 것이다.

항상 그때의 어려움, 아픔, 좌절과 실망, 그리고 "그래도 기도밖에 없어! 하나님께 매달려야 돼!" 하며 기도하시던 중, 방물장수 모습의 천사를 보내주시어 전혀 예상하지 못했던 방법을 통해 기적과도 다름없는 회복을 이루었을 때의 감격과 감사를 잊지 않으시고, 덤으로 사는 인생을, 하나님께 감사와 찬양과 영광드림으로 살려고 애쓰시는 모습을 지켜보며, 지내온 지난날들이 주마등처럼 뇌리를 스쳐갔다.

옆에서 엄마를 항상 돌보아 드리고 있는 작은누나가 어머님이 요즈음은 찬송가 외우는데 맛들이셔서 자기는 도저히 따라갈 엄두도 못 낸다고 웃으며 이야기하던 말이 생각난다.

"꼭 어디라야 되니? 어디서든지 전도자의 사명을 감당하는 게 중요하지! 엄마는 행복하게 전도자로서 이곳에서 주위 할머니들을 전도하며 행복하게 살고 있으니 엄마 걱정하지 말아라!" 하시며,
"목소리 들려줘서 고맙다." 하시곤 전화를 끊으시는 것이었다.

전화는 끊겼는데도, "어디서든지 전도자로서의 사명을 잊지 않고 감당하며 사는 것이 중요하단다!" 하시며 밝고 행복하게 웃으시는 목소리가 들리는 듯 하며, 이제 여든 아홉 꼬부랑 할머니이시지만,

젊은 그 누구보다도 더 열정적으로 삶을 영위하고 계신 엄마의 모습이 떠오른다.

누나 말대로, 화장도 예쁘게 하신다는 그 말에 공감이 갔다.

"이렇게 마음이 아름답고, 기쁨이 충만하여, 감사의 생활로 죽음을 맞이할 준비를 하며 살고 있는 분이, 육체인들 어찌 아름답지 않을 수 있겠는가?" 하는 생각이 들었다.

그러면서, "나는……?" 하고 생각을 해본다.

엄마보다 많이 젊고, 엄마보다 더 많은 영향력을 발휘할 수 있는 조건과 위치에 있는 나는, 과연 어떤 삶을 살고 있는가?

"저 상(上) 노인도 저리 살고 계시는데……."

나의 지나온 삶을 돌아보며 반성한다!

나에게 주어진 이 특별한 삶의 기회를 어떻게 보내는 것이 바른 길인가를, 당신의 삶의 모습으로 보여주고 계신 나의 엄마가 더 없이 고맙고 자랑스럽다.

"어머님! 나도 엄마 닮는 아들이 될게요!"

이렇게 조용히 마음속으로 말하고 외쳐 본다.

"내 삶의 뿌리이고, 고향이며, 스승이신, 나의 어머니여!"

"옛다! 이걸로 신혼여행 가서 저녁 값 하려무나!"

손자는 깜짝 놀라 할아버지를 바라보았다.
짜기로 유명한 할아버지께서 금일봉을 하사하신 것이다.
물경 30만 원이나 되었다!

그리곤, "내가 아무래도 니 결혼까지는 못살 것 같다. 이 돈이 많은 것은 아니지만 결혼하면 신혼여행 가서 니 처하고 저녁 먹을 때 쓰려무나. 우리 손자며느리가 어떤 사람일지 궁금하구나.
할아버지가 보고 싶어 하며, 축복하고 죽었노라고 전해다오. 행복하게 살아야 한다."라고 말씀하시는 것이었다.
할아버지는 평생을 가난한 목사님으로 사셔서 돈하고는 거리가 먼 분이셨다. 손자는 놀랍기도 감격스럽기도 하여 아버지에게 달려가 이 사실을 고하였다.
아들은 그 말을 들으면서 아버님의 손자에 대한 축복이 그렇게 고마울 수가 없었다.

　어려서부터 가정조사서에 항상 동산;0, 부동산;0이라고 적어 내면서도 그런 것이 너무도 당연한 것으로 알고 살아왔던 아들은, 아버님의 축하금은 다른 돈 있는 사람들의 천만금보다 큰돈이고, 그만큼 큰 축복의 마음이신 것을 알겠기에, 손자에 대한 사랑과 손자며느리에 대한 그리움이 더없이 크신 것을 느낄 수 있었다.

　진짜 아버님이 한 번 통 크게 쓰신 것이다.

　1960년대 초였을 거다.

　서울서 대전까지 기차가 연착 안 하고 달렸을 때 5시간 정도 걸리던 시절이었다. 하루는 아버지하고 서울서 기차를 타고 대전으로 내려오는데(물론 평소에도 5시간 동안 간식은 없는 것이 당연한 일이었지만) 그날따라 왜 그리도 "오징어나— 심심—풀이 땅콩 있어요." 하는 상인들의 말이 그렇게도 달콤하게 들리던지, 장사가 지나갈 때마다 흘낏거리고 있는데 아버님이 물으셨다.

　"왜, 먹고 싶니? 범인은 배가 고프면 미치느니라! 참을 줄 알아야지. 입이 하자는 대로 하다간 한이 없는 법이란다!"(아들은 목사님이신 아버지의 말씀이라 성경 어딘가에 쓰여 있는 말씀인 줄 알았다. "세상에 성경에 그렇게나 냉정한 말이 다 쓰여 있나?" 하고 생각했었는데, 50여 년 가까이 지난 지금까지 찾아봐도 성경 어디에서도 그런 말씀은 없었다.) 이렇게 말씀하시고는 저만큼 지나간 장사를 불러 삼각형 비닐봉지에 든 땅콩 한 봉지를 인심 팍 써서 사주시던 기억이 난다. 금액으로는 5원 정도였으리라. 그것이 어찌나 맛있던지 "잔소리 또 하셔도 좋으니 하나만 더 사주세요! 네?"라고 맘속으로만 외치던 생각이 난다.

세월이 흘렀다지만 "아버님의 손자에 대한 마음 쓰심이, 손자며느리에 대한 그리움이 얼마나 크셨으면 그리하셨을까?" 하는 생각이 들었다.

20대 후반의 한창 청춘사업에 바쁠 나이의 손자가, 주말이면 할아버지 병(대장암 말기) 수발드느라 병실에만 있는 것이 고맙고 대견하고 안쓰럽기도 하셨던 것 같다.

"아버지 쓰러지시면 안 되니까, 주말은 제가 할아버지 옆에 있을게요." 하고 거동 못하시는 할아버지를 매일 수발드는 아버지를 생각해서, 일 년 반 동안이나 주말이면 어김없이 아버지와 교대해 주는 아들을, 나도 고맙고 대견스럽고 자랑스럽게 생각하던 터였다.

아버님 돌아가신 지 벌써 8년이 지나고, 이제 그 손자는 할아버지가 축복하며 하사하셨던 그 저녁 값 쓸 날을 기다리게 되었다.

한 번도 뵙지 못한 할아버지시지만, 8년 전에 이미 오늘을 생각하시며 축복하신 시할아버지의 뜻을 며느리가 깊이 깨달아, 앞으로 서로 합력하여 선을 이루는, 행복한 가정을 일구며 잘 살 것을 다짐하는, 기분 좋은 출발을 할 수 있을 것이라 생각한다.

할아버지의 축복이 아들 내외에게 내려져서 행복한 가정을 꾸릴 것을 확신한다.

나도 빨리 할아버지가 되면 좋겠다.

우리 아버지보다 더 멋있게 내 손자며느리에게 복을 빌어주고 싶어서이다!

가슴 위의 낡은 수첩

그리운 아버님!

또 한 해가 가고 또 한 번의 새해를 맞아 감사하는 마음으로 묵은 수첩을 정리하다 문득 아버님 말씀을 생각합니다.

도저히 회복 불가능한 대장암 말기 상태에서 병들어 계심이 발견되고 거의 거동도 하시기 어려운 상태에서도, 항상 웃는 얼굴로 짜증이 나셔도 한참 나실만한 상황이건만, 싫은 내색 짜증 한번 안 내시고 불편함을 호소하시기보다는 부족히기 짝이 없는 이 막둥이에게

"늙은 아비 병구완하느라 니가 고생이 많구나!"하시며, 오히려 이 아들을 위로하고 격려해주시던 아버님의 마음이 느껴져 오늘따라 더욱 아버님이 그립습니다.

항상, "사람은 본업에 충실해야 하는 법이다! 본업에 충실할 때 마음의 안정이 있고, 불안을 극복할 수 있는 거란다!"

정신과 의사인 아들보다도 더 정확하게, 효과적인 바른 삶의 지혜를 말씀해 주시던 아버님의 음성이 더욱 그리워집니다.

"그래도 명색이 원로 목사인데 만약에 건강이 회복되어 한 바퀴

돌다가 어느 시골교회라도 갔을 때 한 말씀 해달라고 하면, 나이 먹고 병들어 못한다고 하면 되겠니?"하시며, 그 힘드신 투병의 병상에서도 한 시도 수첩을 가슴에서 내려놓지 않으시던 모습이 생각납니다.

"그게 무슨 수첩인데 불편하시게 왜 맨날 가슴에 올려놓고 계세요?"하며 제가 치워 드리려 할 때 조용히 말씀하셨습니다.

"아서라! 여기에는 내가 평생에 좋아하고 귀하게 여기던 설교 말씀을 열 개쯤 기록해 놨단다. 생각날 때마다 들여다보면서, 옛날 설교하던 생각도 하고, 혹 앞으로 있을지도 모를 설교를 위해 준비하는 거란다. 죽지 않은 다음에야 목사가 말씀 전할 기회가 오면 말씀을 전해야 하잖겠니?"

이 어리석은 아들은 그런 귀하고 큰 의미가 담겨 있는 아버님의 소중한 수첩인 걸 모르고 치우려 하였고, 내 손을 물리치시면서 그 낡은 수첩을 가슴 위에 꼭 품으시며 씩 웃으시던 아버님 모습이 떠오릅니다.

"본업에 충실해야 한다!"는 평소의 말씀이 아버님 나름대로 개발하신 점잖은 신종 잔소리가 아니고, 아버님의 신앙이고 철학이고 자식에게 꼭 물려주시고 싶어 하신 축복의 말씀이었음을, 아버님의 임종이 불과 얼마 남지 않은 시점에서야 깨달을 수 있었던 기억이 아련한 아침입니다.

회복되면 말씀 전할 것을 희망하시며 웃으시는 아버님께, 아버님이 앓고 계신 병에 대해서, 뇌만 빼고는 온몸에 암이 퍼져서 도저히

회복되실 수는 없는 상태라는 것을 차마 말씀드릴 수 없어서,

"그냥 간이 좀 부으셨대요."라고 얼버무리고 넘어갈 수밖에 없었던 것이 새삼 생각납니다.

검사 결과를 보고 아버님을 진찰한 후배 의사들이 저에게도 바른 대로 말하기가 곤혹스러운 듯, "그래도 잘하시면 2—3개월은 사실 수 있을 겁니다. 비슷하신 경우에 기적처럼 6개월 사시는 분도 있었습니다."라며, 선배의 실망이 클까봐 조심스레 위로하며 아버님 검사결과를 설명해주던 후배 의사들이 생각납니다.

그리고 아버님 진료에 참여했던 모든 의사들이 입을 딱 벌리며 "기적이고 불가사의라는 말 외에는 달리 설명할 방법이 없습니다!"라고 이야기했듯, 일 년 반을 더 살아계셔서 아들의 스승이 되어 주시며 웃음을 잃지 않고 치료에 협조하시던 아버님이 자꾸만 생각납니다.

평소 눈치가 십 단을 넘어 신의 경지에 이르르셔서, 어린 시절 이아들이 낮에 있었던 일 좀 숨길라치면 어떻게 아셨는지, "이리와 봐라! 손목 좀 내라!" 하시며 맥을 짚으시면, 낮에 저에게 있었던 일을 신기할 정도로 꼭 꼭 집어내시던 아버지셨습니다. 아버님께서 혹시 눈치 채시고 낙담이 크시면 어쩌나, 병세를 어찌 말씀드려야 하나, 전전긍긍하고 있었는데 돌아가시는 그날까지도 침묵하셨습니다.

"내가 무슨 병이냐? 왜 이리 치료가 더디냐? 앞으로 어떻게 된다는 거냐?" 궁금하여 이렇게 저렇게 채근하실 만도 한데, 한 번도 그러지 않으시고, 그저 막둥이가 옆에서 병구완 해드리는 것만 못내 흡족해하시며 친구 분들께 자랑하시던 모습이 잊혀지지 않습니다.

아버님이 병세에 대해 묻지 않으셔서 정말 다행이라고 생각하며 지내던 어느 날, 새벽녘에 제가 뒤척이다 잠이 살짝 깼을 때, 두런거리는 소리가 있어 귀를 기울여 보니, 아버님이 통증을 견디시느라 끙끙 대시면서도 아들 잠 깰까 봐 조심조심 혼자 말씀으로, "나에게 쉬 쉬하고 말은 안 하지만, 내가 이제 여든 다섯인데 어찌 회복을 바라겠나!"하시는 말씀을 듣고, 아버님도 이미 눈치 채고 계셨다는 것을 알았었습니다.

그런데도, 아버님도 회복이 어려운 병에 걸리셨다는 것을 아셨으면서도, 그렇다는 표시 한 번 안 하시고 항시 밝게 웃는 얼굴로 아들의 서툰 간호를 받아주시던 그 모습이 손에 잡힐 듯 떠올라 오늘따라 아버님이 더욱 그립습니다.

힘이 없으셔서 손가락 하나 움직이시는 것조차 힘겨워하실 즈음에도 항상 가슴 주머니에 넣고 다니시던 낡은 수첩을, 힘들어 하시면서도 "니가 그 수첩을 내 가슴에 올려놔다오!" 하시던 그 때의 아버님의 평온하신 모습과 수첩이 생각납니다.

숨을 거두시기 이틀 전 의식이 없으신 상태에서도 아들이 부르는 소리에 알아들으신 듯 힘겹게 눈을 뜨시며 "잘 있거라!" 하시듯 미소 짓는 모습으로 파르르 떨리시던 아버님의 얼굴이 떠오릅니다.

묵은 수첩을 정리하며 아버님의 가슴에 얹혀있던 그 낡은 수첩이 자꾸 눈에 밟히듯 떠오릅니다.

염을 끝내고 마지막 모습 뵈라고 했을 때, 아이들이, "아빠! 할아버

지 웃으서!"라며, 할아버지가 금방 웃으시면서 깨어나실 것 같다고
말하며, 누워계신 할아버지를 더 가까이에서 뵈려고 다가가던 모습
이 떠오릅니다.

　그때의 웃으시며 주무시는 듯 평안한 모습이시던 아버님의 마지막
뵌 그 얼굴이, 낡은 수첩을 정리하며 마음속에 되살아남을 느낍니다.

　오늘의 이 아들에게 그래도 내놓을만한 구석이 조금이라도 있다
면, 모든 것의 원천이 부모님께 있음을 새삼 깨닫습니다.

　이번 주일 말씀에서도 자식에게 존경받는 부모가 되는 것이야말로
자식에게 줄 수 있는 가장 큰 선물이라는 말씀을 들었습니다.
　저에게 존경하고 사랑하고 그리워할 수 있는 아버님이 계시고,
　어머님이 건재하시다는 사실이 얼마나 감사한 일이고 큰 축복인가
를 다시 한 번 깨달을 수 있었습니다.
　그러면서 낡은 설교수첩을 가슴에 품고 숨지시는 순간까지 본업에
충실하시던 아버님을 더욱 본받는 아들이 되리라는 결심을 새롭게
합니다.

　아버님! 그리운 나의 아버님!
　이미 십년 전에 돌아가셔서 이젠 세상에 아니 계시고, 산 자와 죽
은 자의 신분으로 이 아들과 서로 교통할 수 없게 갈려진 존재이신
것이 아니라,
　항상 이 막내아들의 마음 깊이 자리하고 계시며, 혹 이 아들에게
정도를 벗어나 엇가는 마음이 생겨날 때면 이를 즉시 바로 잡아주시

고, 혹 작은 일일지라도 칭찬받을 만한 짓을 했을 때면 칭찬해주시
며, 십 년 그 이전과 조금도 다름없이 항상 이 아들을 바른 길로 인
도해주고 계심을 느낍니다.

　그렇지만 그래도 눈으로 뵈옵고 아버님 손을 꼭 잡고 그 손에 제
뺨을 부비고 싶은 것도 사실이랍니다.

　아버님의 교훈을 항시 마음에 품고,
　또 아버님이 보여주신 그 삶을 대하는 자세를 제가 만나는 많은
사람들에게도 전하고 나누는 사람이 될 수 있도록 노력을 게을리 하
지 않을 것을 새해, 새날을 맞으며 다시 한 번 다짐합니다.

　이담에 본향에서 다시 만나 뵈올 때, 아버님께 칭찬들을 수 있는
아들이고자 최선을 다하여 노력할 것을 약속드리겠습니다.

　그리운 아버지! 감사합니다!
　아버님이 나의 아버님이신 것이,
　소자가 아버님의 아들이라는 것이,
　얼마나 큰 축복인가를 되새기며, 머리 숙여 감사드립니다!

제2장

첫 만남! 처음 맺은 인간관계!

— 하늘의 허락에 의해서만 가능한 부모로서, 자녀로서의, 이 귀한 만남을 나는 어떻게 대하여 왔는가를 성찰(省察)해 본다! —

어디까지가 사랑인가?

7살 때로 기억된다. 아버님이 심방 가시는데 따라 갔었다. 젊은 부부가 사는 집이었는데 나보다 1~2살 어린애가 있었다. 예배를 드리는데 떼를 쓰고 엄마를 발로 차곤 했다. 부모는 그것을 그냥 받아주며 쩔쩔 매는 모습이었다.

돌아오는 길에 아버님께서 물으셨다. "보기가 어떻더냐? 너는 그러면 안 된다. 아무리 어려도 부모에게 발길질하는 것은 잘못이란다."

크면서 퉁탕 질이 나서 투정을 한번 부리고 싶다가도 이때의 아버님 말씀이 생각나 꼼짝 못하던 기억이 난다.

정신과 의사가 되어 부모를 구타하는 자녀들의 문제로 면담을 하면서, "어디까지가 사랑이고, 어디까지 받아들여져야 될까?"하는 생각이 들 때가 자주 있다.

얼마 전이었다. 중2 남학생을 데리고 40중반의 어머니가 찾아오셨다. "애가 요즘 좀 불안해하고 난폭해졌어요. 침착하고 착하고 얌전한 앤데 그래요."라고 이야기 하는 것이었다.

보니까 어머니 왼쪽 뺨이 퍼렇게 멍이 들고 좀 부어 있었고, 한쪽

눈언저리가 푸르뎅뎅하게 멍이 들어 있었다.

  이야기가 한참 진행되다 말미에 가서야 가끔 화가 많이 나면 1년에 한두 번 엄마에게 손찌검을 한다고 이야기하는 것이었다. 그러면서 금방 변명처럼 평소는 참 착한데 화만 나면 그런다고 토를 다는 것이었다.

  또 다른 예를 보자. 고등학교 다니는 아들이 작은 문제가 있는데 어떻게 하면 좋겠냐면서 엄마가 면담을 요청해 왔다. 무슨 문제냐는 물음에 "별것 아니고 그냥 좀 가끔 문제가 있는데……" 하며 머뭇머뭇 망설이다가, 친구를 잘못 사귀어서 그런 것 같다며, 애가 가끔 도둑질을 하는데 우리 애는 그럴 애가 아니라면서 최근 가방에서 절단기가 발견("아마 애 친구가 넣어 놨을 거다.")되었다는 것이다.

  "우리 애는 가끔 1년에 1-2번밖에 안 그런다. 아버지는 모른다. 알면 큰일 난다. 친구 땜에 그런 것 같다. 어떻게 하면 나아지겠냐?"는 것이 상담의 요지였다.

  엄마를 때려서 엄마 얼굴이 시퍼렇게 멍이 들게 만들었어도 착한 아이고, 잠깐 화가 나서 그런 거지 본심은 착한 애고, 가방에서 열쇠를 자르는 절단기가 나왔어도, 우리 애가 조그만 문제를 갖고 있는데 아빠 모르게 금방 해결할 묘책이 없냐는 것이었다.

  조그만 문제라고 감추고 감싸면서 키워오다가 이제는 아무리 생각해도 그냥 넘어갈 문제가 아닌 것 같은 불안한 마음이 들어서 막상 정신과 의사를 찾아오기는 했지만, 여전히 의사 앞에서도 감추고 감싸고 축소시키려 애쓰고 있는 것이었다.

패륜이라는 사실도, 도둑이라는 현실도 인정하지 못하고, 인정하지 않고, 어물어물 어떻게든지, 좋은 게 좋은 거라고, 아이가 욕먹지 않으면서 어떻게 하든 해결해 주려고만 하니, 그것도 애가 신경 쓰고 스트레스 받을까봐 아이는 모르게 놔두고, 엄마가 알아서 해결하려고 하니 점점 문제가 어려워질 뿐이고, 꼬이기만 할 뿐인 것이다.

마음이 힘들고 받아들이기가 어려워도, 이제까지의 양육태도가 잘못되었음을 인정하고 받아들이는 자세에서부터 새롭게 해결점을 찾아 나아가는 자세라야 도움이 될 것이고, 이런 부모의 자세가 자녀를 진정으로 사랑하는 것이고, 제대로 도와주고 바르게 양육할 수 있는 길이 아닐까 하는 생각을 해보게 된다.

어디까지가 진짜 바람직한 사랑인가?
어디까지가 내 욕심에 의해 변질된 사랑이 아닌 바른 사랑일까?
어디까지가 부모로서 마땅히 베풀어야 하는 사랑일 수 있을까?
어디까지가 부모로서 마땅히 베풀 수 있는 사랑일까?

그냥 내가 줄 수 있는,
　　　　　주고 싶은 만큼,
　　　　　　주어야 될 것처럼,
　　　　　　　　생각되는 대로 주면, 사랑일까?
어디까지가 자식을 살찌우고 바로 양육하는 사랑일까?

다시 한 번 나의 고정관념을 돌이켜 본다.

긍정적 자아상은 마음 속 깊이 심어지는 것이다!

어려서부터 울 엄마는 내 뒤통수가 그리도 예쁘셨나 보다.

"니 형들 누나들 키우면서 터득한 요령으로 너는 어려서부터 요리 조리로 잘 돌려 뉘여 키웠기 때문에, 잘 빚은 메주마냥 니 머리통이 제일 동그랗게 잘 여물었단다! 너는 뒤통수가 예뻐서 지휘자가 되면 좋을 거야!"

형들 누나들 있는 데서 자랑스럽게 큰 소리로 말씀하실 때 작은누나 인상이 약간 맘에 걸리기는 했지만, 어려서부터 하루가 멀다 하고 듣다 보니, 진짜로 나는 세상에서 내 뒤통수가 최고로 잘 생긴 줄만 알고 컸다.

어디 가서 앞을 보이고 설 때 보다 오히려 뒤를 보이고 설 기회가 있으면 나도 모르는 사이에 은근히 자신감에 넘치곤 하였다.

그것이 씨앗이 되었었는지는 몰라도, 일찍이 초등학교 4학년 때 우리 반 점심시간에 애국가 지휘한 것으로 시작해서, 대학시절엔 의

대 합창단의 명(?)지휘자로, 동아리 음악회에서는 제법 큰 1000석 이상 규모의 홀에서 합창지휘를 하지 않나, 교회 성가대 지휘도 핀치 히터로 가끔 등장하면서도, 남들은 다 내 뒤통수만 보면 잘 생긴 내 뒤통수에 감동(?)하고 있으리라는 사뭇 나르씨즘 비슷한 착각에 빠져 행복할 수 있었음이, 전수 울 엄마의 "너는 뒤통수가 예뻐! 나의 각고의 노력 끝에 얻은 성공작이야!"하시던 바로 그 말씀에 뿌리가 있는 것 같다.

긍정적 자아상, 특히 자기 신체에 대한 긍정적 이미지는, 어렸을 때 어머니나 돌봐주는 주위 어른들의 지나가는 말 한 마디 한 마디에 의해 마음 속 깊이 심겨지는 것이 아닌가 생각된다.

빈말이라도 아이들의 자존심에 상처 줄 수 있는 말을, 단지 내가 재미있다는 이유로 남발하는 몰지각한 어른이 되어서는 안 되겠다는 다짐을 해본다.

"우리 아들 죽을까봐 그랬다! 왜?"

고등학교 시절 수학 선생님이 우리를 부르실 때 실망스런 어조로 "에이! 도로 빵들아!" 하시면, 나는 그 말이 참 듣기 싫었다. 선생님께서는 그렇게 열심히 가르쳐도 어떻게 시험만 보면 또 빵점이냐고 ("누가 어렵게 내랬나?") 야단 반 걱정 반 놀림 반 자극 반, 하여튼 알아듣고 공부 좀 제대로 하라고 하시는 말씀인 줄은 알았지만, 그래도 어려서부터 부모님께 욕 한번 안 먹고 큰 나로서는 참 듣기 싫고 거북하고 창피하고 그랬었다.

고등학교 일 학년 2학기 말 시험 때쯤이었던 것 같다. "이번에는 '도로 빵' 소리 듣지 말아야지!" 하고 문제가 풀릴거냐, 종이가 뚫어질 거냐는 식으로, 수학 시험을 무사히 치르기 위해 며칠 전부터 딴 과목은 신경을 좀 들 쓰면서 수학 공부에만 열을 올리고 있었다. 같이 공부하던 친구는 나보다 공부도 잘하고 수학은 더 잘해서 살살 비위 맞춰가며 모르는 것 물어가며 하고 있던 중이었다.

슬슬 공부에 가속도가 붙을 만한 아마 밤 9시쯤 이었으리라.
"아들아! 뭔 공부를 그렇게 열심히 하니? 좀 쉬면서 해라. 이거 칼피스 좀 갖고 왔으니 둘이 먹고 좀 쉬었다 하렴.”하시며 엄마가 집에서 누룩 띄워 만든 칼피스를 한 주전자 갖다 주시는 것이었다.

그렇지 않아도 좀은 쑤시고 문제는 안 풀려 신경질 나던 판인데, “고맙습니다!” 하고는 친구와 시원한 칼피스 한 잔씩을 나눠 마신 것이었다.

먹어본 지가 오래 돼서 그런지 그날따라 맛이 너무 좋았다. 입에 짝 달라붙는 것이 한 잔으로는 도저히 안 되겠어서, 둘이서 홀짝홀짝 한 주전자를 앉은 자리에서 다 먹어버렸다.

그래도 시험인데 어떻게 할 것인가! 도망갈 수도 없는 노릇이고! 우리는 다시 책상머리로 방향을 틀고 또 그 지겨운 수학문제와의 씨름을 다시 시작하였다.

분명히 공부를 열심히 한 것까진 기억이 나는데, 눈을 떠보니 “동창이 밝았느냐……” 하는 시조는 저리 가라 할 정도로, 학교도 지각하게 생길 판이었다. 늦잠을 잔 것이었다.

아니 밤을 새워도 모자랄 판에 밤새도록 늘어지게 잠만 잔 것이었다.

“엄마 어떻게 된 거예요?” 하니 어머니 말씀이 너무 곤하게 자기에 안 깨웠다는 것이었다.

정신없이 뛰어가 지각은 겨우 면했지만, 평소에 시험 보러 갈 때는 푹신거리는 쿠션 좋은 신을 일부러 골라 신고, “쿵하고 머리 한 번 울리면 영어 단어 열 개는 날아간다!”는 최신지견(?)을 신봉하며 살금살금, 기억 흐트러질까봐 조심조심 걸어가던 우리가 그날은 냅다 뛰어 갔으니, 그 시험의 결과는 보나마나 뻔할 뻔 자였을 수밖에 없었다.

시험을 완벽하게 조지고 "선생님께 줘 맞지나 않았으면……" 하는 말도 안 되는 희망을 둘이서 이야기하며 집으로 돌아왔다.

아무리 생각해도 그렇게 허무하게 잠에 떨어진 것이 이상해서 엄마에게 물어 보았다.

"엄마, 어제 어떻게 된 거예요? 오늘 시험 망쳐서 큰일 났어요."하니 어머니는 아무렇지도 않게,

"뭐? 너 네들 어저께 먹은 거? 그거 막걸리야. 니가 알까봐 설탕 잔뜩 타서 준 거야. 맛있었지?"하면서 웃으시는 것이었다.

"아니 시험 보는데 막걸리를 주면 어떡해요! 난 몰라."

인상을 쓰는 나에게 엄마는 단호한 어조로 말씀하시는 것이었다.

"우리 아들 죽을까 봐 그랬다. 왜? 시험은 평생 봐. 공부는 평소에 하는 거구. 너처럼 하다간 죽어! 죽자고 공부할 일 있니? 다음에도 그러면 또 줄 거야."

어머니는 하나도 미안한 표정 없이 부엌으로 들어가시었다.

공부 안 한다고 자식에게 사정하고 성질내고 세상에서 제일 심각한 고민에 빠져 있는 사람처럼 힘들어 하시는 부모님들을 대할 때면, "우리 아들 죽을까 봐 그랬어!"라고 단호하게 말씀하시던 어머님의 모습이 떠오른다.

부모가 자녀에게 가져야 할 관심의 초점이 어디에 있어야 하는지를 삶을 통해 가르쳐 주신 어머님을 생각할 때마다 저절로 나오는 말이 있다.

"우리 엄마 멋쟁이!!!"

아버지의 노후보험

　친구가 하루는 전화를 해서 노후보험 들었냐고 묻는 것이었다. 개업 초기에 이것저것 그렇지 않아도 신경 쓸 일이 한두 가지가 아니어서 노후에 대한 생각은 할 겨를이 없었을 때인지라, 그 무슨 소리냐고 했더니 일장연설을 하면서 노후보험의 필요성을 역설하는 것이었다.

　가만히 듣고 있다 보니 정말 그도 그렇겠다는 생각과 함께, 금방 노후보험 타먹을 나이로 헤까닥 늙을 것 같은 불안감도 생기고, 아무튼 정말 필요한 것이라는데 공감이 갔다.

　당장 직원에게 "잠깐만 요 앞에 갔다 올게." 하고는 은행으로 급히, 늦으면 기차표 떨어지는 것처럼 달려가서 노후보험에 관한 자료를 한 묶음 들고 와 살펴보기 시작하였다.

　"자ㅡ, 몇 년이 지나야 연금 수령이 필요할 것이며, 그때 가면 얼마 정도는 탈 수 있어야 품위 유지하며 살 수 있을까?'

　이렇게 계산하고 머리를 굴리고 있는데 불현듯 아들 생각이 났다. 중3 아들이 생각나면서, 어린 나이도 아닌데 제 부모 노후에 관한 문

제이니, 일단은 아들하고 상의하고 난 연후에 보험을 들든지 말든지
해야 하는 것 아닌가 하는 생각이 들었다.

　저녁에 아들과 마주앉아 오늘 있었던 얘기를 하면서 아들의 의견
을 물어보았다.
　"네 생각에는 아버지가 어떻게 하는 게 바람직하다고 생각되니?"
　아들은 한참을 뜸 들이며 생각에 잠겨 있다간 뜬금없이 이렇게 말
을 하는 것이었다.
　"아버지, 저한테 드시죠. 제가 아버지 노후를 책임지겠습니다. 은
행을 의지하지 마시고, 저를 믿고, 저에게 드세요."
　아들의 기특한 말에 귀가 번쩍 띄었다.
　"그래? 네가 그렇게 생각한다면, 아버지는 노후보험을 너에게 드
마!" 나는 가지고 온 서류를 그 자리에서 다 찢어버렸다.
　그리곤 잊어버렸다.
　얼마나 지났을까, 아들이 넌지시 말했다.
　"아버지, 요즘 보험료가 좀 밀리셨습니다."
　나는 깜짝 놀라서 대답했다.
　"어! 정말 그렇구나!"
　그 자리에서 아들한테 보험료를 내면서 말했다.
　"우리 보험회사가 부실기업 되면 안 되지. 노후에 큰일 날 것 생각
해서 평소에 우수기업 되게 관리를 잘해야겠구나. 하하하."
　이렇게 나는 아들과 웃음을 나누었다.
　그 계약인지 약속인지, "그것이 뭐다!" 하는 명칭이 중요한 것이
아니라, 그 마음이 아직은 유효함을 아들이 아비에게 하는 것을 보

면 느낄 수 있다.

아들과의 정이, 아들이 커가면서 떼고 멀어져가는 것이 아니라, 어린 시절의 물고 빠는 식의 사랑은 아니어도, 깊은 관심과 배려와 염려하는 마음이 항상 서로 통하고, 점점 더 깊어지고 진해져가는 것을 느끼며 감사한다.

더 지나면 어찌 될지 모른다고 말들 하지만, 내가 아들을 어른으로서 독립된 인격체로서 대접하고 인정하고, 아비의 노후를 의탁할 수 있는 나의 신뢰하는 대상으로 내가 생각하고 나의 그 생각이 변치 않는 한, 지금보다 더 서로를 아끼고 사랑하는 부모자식의 관계가 유지되고 더욱 강화될 수 있으리라 믿는다.

이다음에 아들 곁에 누가 있느냐에 따라 달라진다고 말들 하고 또 그럴 개연성이 있는 것 또한 사실이지만, 그렇기 때문에라도 아들의 의사를 존중하고 그들의 새로운 삶을 축복하고 도울 수 있는 마음이기 위해 지금 없을 때부터 노력하는 것 아닐까 생각해본다.

"누구든지 우리 며느리, 우리 사위가 되기만 해봐라! 확실하게, 둘이 행복하게 살 수 있도록, 기똥차게 도와 줄 테니!!" 이렇게 각오하고 기다리는데 안 될 일도 없으리라!

다시 한 번 단단히 다짐해 본다.

"너희는 왜 내 맘에 안드냐!"가 아니라, 어떻게 둘이 화목할 수 있도록 돕는 부모가 될까 하고!

나의 노후가 부실기업에 보험 든 격이 되지 않게 성실한 보험가입자가 될 것을 다짐해 본다.

"돈에 맞아 죽고 싶어요!"

"……죽고 싶어요!"

"뭐라고? 다시 말해봐. 너 지금 뭐라고 했니?"

"말이 되는 소리냐? 내가 너를 어떻게 낳아서 키웠는데…… 아비가 고3 아들 보고 공부 좀 열심히 하라고 주의 좀 줬다고……, 뭐라? 죽고 싶다고?"

"너 두글래?"하고, 엄마 뱃속에 있을 때부터(자궁 내에서 거꾸로 자리를 잡아!) 말썽의 대가 기질을 타고난 5살 먹은 우리 집 3번(둘째 딸, 열씩 나서 키우신 조상들을 존경하지 않을 수 없는 것이, 우리는 애가 겨우 넷 밖에 안 되는 데도, 누굴 부르려면 네 명 이름을 다 부르고 난 다음에야 정작 부르려 하던 아이 이름이 나오는 경우가 많아 편의상 번호로 부를 때가 많다.)이 세 살 먹은 제 동생에게, 아이 아버지가 평소에 "아버지의 말씀은 죽음을 각오하고 봉행하여야 한다!"는 지론 하에 애들이 아버지 말씀에 즉각 반응이 없으면 "너 죽을래?" 하던 것을 그대로 배워서, 혀 짧은 소리로 써먹는 것을 보고는, 마음으로부터 철저히 반성을 하고, 다시는 그 "죽을래?" 소리

를 안 하려고 무던히 노력하던 중이었는데,

　세상에 하나밖에 없는 아들놈이 고3이나 되었으면서도 하라는 공부는 뒷전이고 만화책이나 보곤 하면서 애비 속을 북북 긁어 놓는 바람에 오늘 정말 모처럼, "너 죽을래? 어떻게 죽고 싶냐, 너!"라고 했더니만,

　아니 그래도 그렇지, "아버지 잘못했습니다! 앞으로는 열심히 하겠습니다."하면 될 것을, 나도 그렇게 화가 많이 나서라기보다는 적당히 자극을 좀 주어야 되지 않을까 싶어서 약간 농담 담아 그래 본 건데, 아니 이 짜식이 뭐라 어물어물 거리다가, "죽고 싶습니다!"그러는 것 아닌가?

　"아니! 이럴 수가!"하는 생각이 들며, 아들에 얽힌 사연들이, 여러 가지 상념들이 그 순간 파노라마처럼 내 머릿속을 휘젓고 지나갔다.

　일찍이 16살에 어느 여학생을 보고 필이 꽂혀 찜해 놓고, 2년여 지켜보며 슬슬 사귀다가, 고3 때 정식으로 프러포즈하고,

　2년 정도 더 사귀면서 "왜 나는 하필이면 이 시대에 태어나, 조상들처럼 열여섯 살이면 호패 차고 결혼하여 자손을 보고 그럴 수 있는 세상에 태어나질 못하고, 쓰잘데기 없는 공부만 잔뜩 시키며, 정작 중요한 인생의 중대사는 당연한 듯 뒷전으로 밀리는 세상에 태어나야 했단 말인가!"하고 한탄하며,

　"아들아! 사랑하는 나의 후손아! 조금만 기다려라! 아버지가 부단히 노력하여 너를 꼭 만나리라!" 마음속으로 외치면서,

　대학에 들어가기 무섭게 양가 부모님 설득하려고 무던히 노력하던 중, 울 아버지에게서는 "머리꼭지에 피도 안 마른 놈이 장가는 무슨

장가!"하는 호통을 듣지 않나,

장인어른에게서는 비행접시 취급(사윗감 사진이라고, 1년 넘게 장모님께 잘 보여 겨우 반쯤 허락 받은 상태에서, 그래도 그 중 제일 괜찮은 고3 졸업 앨범 사진을 가져다 장인어른께 보여드리니, 빡빡머리 학생 사진을 사윗감 사진이라고 내미는 장모님께 화가 나셔서, "너나 가라!!" 하시고는 휙 집어던지셔서 내 얼굴이 비행접시 되어 온 방을 날아다닌 사건을 일컫는 말임)받기도 했고,

어느 처가 친척 어른에게서는 "공부할 때 여자를 아는 것은, 돌을 넣고 밥을 짓는 것과 같다!"는 준엄한 저주인지, 충고인지 헷갈리는 말씀까지 듣고,

이러한 모든 압박과 설움을 견뎌내면서 일 년 여를 고생한 끝에 드디어 허락을 득하여, 의예과 2학년이 되어서야 음대 1학년 여대생에게 겨우 소년장가 들고, 천신만고 노력(?) 끝에 드디어 결실을 보아 의과대학 본과 2학년(일반 대는 4학년) 되어서나 제 놈을 만나, 애지중지 심지어 학교에 갈 때 코트 속에 숨겨 원숭이가 새끼 안고 다니듯 학교에도 데려가고, 수업도 그러고서 받기까지 하고, 끌어안고 시험 공부하는데 책 잡아당겨 찢고, 오줌 싸서 노트 버리고 한 것이 한두 번이 아니고, 이렇듯 저를 얼마나 애지중지하며 키웠는데,

나만 그랬나? 제 엄마는 대학교 3학년 여름 방학에 제 놈을 낳고, 여름방학 동안에 몸조리하고는 개근해야 학점 잘 받는다고 열심히 학교 다니면서, 수업 사이 쉬는 시간에 강의실 앞 잔디밭에 앉아 젖 먹이고(모유 먹여 키움), 점심시간이면 집에 와서 젖 먹이고 서둘러

오후 수업 가곤 하면서 키운 네놈이,

"아무리 그래도 그렇지, 아버지 말 몇 마디에 죽고 싶다? 죽여 달라는 말이 나와? 그게 말이 되냐? 말이……!"
한번 속이 상하러드니 벼라 별 생각이 다 들었다.

"야! 뭐라고? 다시 말해봐. 너! 뭐? 죽고 싶다고?"
아들은 수그린 고개를 들지는 못하고 옆으로만 조금 돌려 가재 눈을 하고는 나를 올려다보며, 아까보다는 조금 더 크고 분명한 소리로 말하는 것이었다.
"예! 돈에 맞아 죽고 싶어요!!"
"뭐—라고?"(오호 통재라! 요런 고연 놈, 아니 돈에 맞아 죽고 싶다니, 말이나 되는 소리인가 소리가……. 장정 패 죽일만한 돈이 내가 어디 있단 말인가? 이런 고연 놈 같으니 아버지를 이렇게 절망(?) 속으로 사정없이 밀어 넣다니……)

헛웃음이 나와 쳐다만 보고 있는데, 숙여졌던 머리가 이번에도 들리진 않고 다시 옆으로만 살짝 돌아서는, 또 가재 눈을 하고 내 눈치를 살피는 것이었다.
눈에는 약간의 장난기와 아버지의 반응이 어떨지 불안한 것이 뒤섞여 힐끗 나를 보다가 나와 눈이 마주치니까 후딱 눈을 바짝 내리까는 것이었다.

"얘라 자식아! 이거나 먹고 떨어져라! 너 때려죽일 돈이 어디 있나.

이 고얀 놈아!"

오천 원인가 만원인가 자세한 기억은 없지만, 하여튼 용돈으로 오지게 한 방 갈기고는 웃고 해프닝으로 끝나고 말았다.

진짜 믿을 놈 없는 세상이다. 아비 허점을 이렇게 정곡으로 찌르다니…….

그 뒤로 아들이 열심히 나름대로 공부하고 제 앞가림 해가는 것을 보며 가끔 옛 생각에 혼자 웃음 짓는다.

이제 아들의 결혼을 앞두고 속으로 결심을 다져본다.

"내가 이담에 니 아들에게 다 일러서, 확실히 세뇌시켜 우리 손자가 고3 돼서, 돈에 맞아 죽고 싶어요. 아버지! 하고 너한테 머리 디밀고 들어가게 안 하나 봐라!" 하고.

"짜샤! 그러니 아빠한테 잘해!"

"짜샤! 아빠한테 잘해. 나도 이제 지하철서 자리 양보 받는 군번이 됐단 말야. 언제까지나 아빠는 슈퍼맨이고 만능해결사가 아니란 말야. 나도 이젠 늙었다고!"

"저 앉으라고요?"

첫 번째도 아니고 두 번째다. 첨에는 그 사람 눈에 문제가 좀 있을 수도 있지 않을까 생각하고 그냥 웃고 넘어 갔는데, 오늘 두 번째 당하고 나니 확실한 거다. 분명히 나한테 이야기한 것이 맞는 것이다.

그 30대 초반의 언뜻 보아 확실히는 모르겠지만 참하게 생긴 여성의 눈에는 분명코 내가 자리를 양보해줘야 할 만한 대상으로 보인 것이 분명하다. 그만큼 늙어 보였거나 힘들어 보였으리라. 전혀 예상하지 못했다가 케이오 펀치 한 방 맞은 심정이다.

당황이 되어 고맙다는 인사도 제대로 못하고 "왜 일껏 양보해줘도 안 앉지?"하고 자못 이상스레 보는 것 같은 느낌에, 상대방 얼굴도 제대로 못 쳐다보고 금방 내릴 거란 소리만 아마 세 번은 한 것 같다.

좀 당황스럽긴 했어도, 기분이 그렇게 나쁘지는 않았다. 물론 반갑거나 흐뭇한 것은 절대로 아니었다. 참으로 묘한 기분이었다.

울지도 웃지도 못 한다는 게 이런 기분이 아닐까 하는 생각이 들었다. 분명한 것은 내가 거울 속의 나를 보고 내가 나에 대해서 느끼는 것과, 남이 나를 보고 느끼는 것이 많이 다르고 앞으로 점점 더해 갈 거라는 것이다. 나의 느낌을 고집할수록 더욱 추비해질 것이고 말이다.

그리고 보니 몇 년 전에, 오래 만에 온 환자가 "아이고 원장님 파싹 늙었네!"한 것이 그냥 순진한 시골 할머니의 반갑다는 살짝 결례의 말씀이 아니라, 마음에 때가 들 긴 진솔한 사람의 눈에 보인 진실이었던 것이다.

남의 얘기가 이제는 내 얘기가 된 것이다. 이제 얼마 지나지 않아 자리 양보가 고마워 넙죽 받게 되리라!

그럴지라도, "요즘 젊은 것들은 자리 양보할 줄도 몰라!"하며 노염 타고 삐치는 노인은 되지 말자고 다짐해 본다.

집에 오니 아버지는 여전히 의지의 대상이지, 보호의 대상으로 보는 눈치는 전혀 없다.

첫 번째 양보 받은 사건은 나도 지들과 같이 웃어 넘겼지만, 오늘은 별난 해프닝으로 웃어넘길 기분이 아닌데, 이 녀석들이 눈치를 못 채는 건지, 안채는 건지 아랑곳 하지 않고 있다.

혼자 방구석에 앉아서 천장 쳐다보며 그냥 외쳐 본다.

"짜샤! 아빠 또 양보 받았다고."

"이제 진짜 늙은 거라니까!"

"그러니 아빠한테 잘해! 알았찌……?!"

유산! 유언!

새해 첫날, 자녀들이 세배하고 난 후 죽 둘러앉았을 때, "나는 죽어도 너희들에게 유산 한 푼도 남겨줄 의사가 없으니, 행여나 아버지한테서 뭔가 있을 거란 생각은 애초에 하지도 말아라!" 하고 덕담(?) 삼아 이야기하면,

자녀들도 애초에 유산에 대해 포기하고 기대하는 마음이 없이 지내게 될 것이니, 자식들 마음도 편하고 또 평생 번 것을 사회에 되돌릴 수 있으니 자신도 보람을 느낄 것이고, 일거양득 아니겠냐고 하는 대답을 가끔 들을 수 있다.

때로는 부모의 재산과 사회적 역할과 위치를 자녀에게 물려주고자 할 때, 그 자녀가 부모의 것을 잘 물려받아 계승 발전시킬 수 있을만한 능력의 소유자인가의 분별없이, 무조건 자식이라는 이유 하나만으로 물려주고 물려받는 것은, 그렇지 못한 사람들에 비해 불공정(?)하다는 이유로 인해 극심한 반대에 부딪치는 경우를 볼 수 있다.

이러한 갈등과 생각의 차이는 유산을 물려주는 입장과 유산을 물

려받는 입장에서, 그리고 그러한 행위가 공동체에, 그가 속한 사회에 끼칠 수 있는 여러 가지 영향에 대하여 두루두루 헤아리고 이모저모 구체적으로 생각해 봐야 할 문제가 아닐까 하는 생각이 든다.

그러나 그 전에 먼저 생각해 봐야 하는 것은 유산이 과연 무엇인가, 무엇을 의미하는가 하는 점이다.

여러 가지를 고려해 볼 수 있겠지만, 유산은 역사고 발자취고 사랑과 가치의 전수가 아닐까 하는 생각을 해본다.

흔히 생각할 수 있는 물질은, 유산의 여러 항목 중 그 중요성에 비춰 볼 때 서열 하위의 것이 아닐까 하는 것이다.

부모의 발자취를 본받고, 부모의 바른 삶의 모습과 올바른 가치관을 유산으로 물려받은 후손은, 우리 사회의 근대화에 절대적 역할을 다하고, 본인은 이미 오래 전에 돌아가셨음에도 불구하고, 3대 4대를 이어가며 부모님의 훌륭한 삶의 모습을 유지 계승 발전시켜 더욱 훌륭한 업적을 남기고 있는, 선교사님들과 그들의 후손들의 삶의 모습에서 볼 수 있듯이, 부모들의 모범적인 삶의 발자취를 아름답게 이어갈 수 있는 것이다.

"재산은 남겨줘 봐야 서로 쌈질만 할 게 빤하니, 애초부터 불란의 씨앗을 남겨줄 것 없이, 미리 사회 환원을 결정하고, 자녀들은 아예 꿈도 못 꾸게 하는 것이 좋다."는 논리의 근거가 어디에 있는지 궁금하다.

　부모의 가치와 철학을 이어받아 계승 발전시킬 수만 있다면, 더 바랄 것이 없는 바람직한 역사적 흐름이 아닐까?

　또한 그러한 흐름은 삶의 과정 속에서 평소에 물이 땅 속으로 스며들 듯 자녀에게 스며드는 것이 아닐까 생각해 본다.

　평생 가만있다가 죽음에 임박해서야 자식에게 꼭 필요한 말을 남기고 유산을 남기고 하는 것이 아니라, 진정한 유산과 유언은 살아가는 과정 중에 지속적으로 물려주고 있는 것이어야 한다.

　내가 나서, 내가 키운, 내 자식을, 내가 못 믿으면, 누구를 믿을 수 있단 말인가? 누구를 믿으란 말인가?

　이것은 자식에 대한 신뢰의 문제가 아니라, 자신의 지나온 삶에 대한 신뢰의 문제인 것이다.

　"자식이니까 무조건 믿어야 된다!"는 의미가 아니라, 믿음을, 신뢰를 줄 수 있는 자식일 수 있게끔 양육하는 노력,

　"나를 본받는 자가 되라!"라고 유언할 수 있는 부모이기 위한 노력을 평소에 게을리 말아야 할 것이라는 의미이다.

　무엇을 남겨줄 수 있을지 모르겠지만, 남겨줄만 하고 물려줄 수 있는 것이 있다면, 하나도 남김없이 다 남겨 주고, 다 물려주고 싶다.

　매년 새해 인사 자리에서 "나는 너를 못 믿으니, 아무것도 안 물려주겠다!"가 아니라,

　"나는 너를 믿으니, 내가 물려줄 수 있는 모든 것을, 나의 혼까지도 물려주리라!"라고 이야기하고 싶다.

나의 가치를,
나의 철학을,
나의 인생을 보는 시각을,
나의 하나님과의 관계를,
나의 내세에 대한 자세를,
물려줄 수만 있다면 모든 것을 물려주고 싶다.

"나의 자녀가 부모의 유산을 감사하는 마음으로 물려받고, 그것을 훌륭히 계승 발전시켜, 부모가 못 다 한 이웃과 사회에 유익을 끼칠 수 있는 삶을 일구어 가는데 든든한 바탕이 되어줄 수 있으면 소원이 없겠다."라고 정초에 이야기 하여, 내 사랑하는 자식에 대한 부모의 사랑과 신뢰를 보여주고 싶다.

부모와 자식은 본래 하나가 아니었던가?
부모와 자식은 영원히 남이 될 수 없는 관계 아니던가?
이 특별한, 하나님이 특별히 허락하신 이 귀하고 소중한 관계를, 어설픈 객관이란 잣대로 끝없이 이어져야 할 귀한 삶의 역사를 훼방 놓는 일이 없었으면 하는 바람을 가져본다.

남겨줄 것이 있는 부모로서의 삶이 될 수 있길 바라고, 그렇게 될 수 있도록 노력할 것을 다짐해 본다.
부모의 것을 물려받아 더욱 크게 활용할 수 있는 나의 자녀들이 되어줄 것을 기도하고, 또 그렇게 성장할 수 있도록 부모로서의 역할을 다 할 것을 다짐해 본다.

　"우리 부모님은 언제까지라도, 어디까지라도, 나를 절대적으로 믿어 주시는 분이야! 나도 부모님의 신뢰에 부합하는 인생이 되어야지!" 하고 부모를 향해 뿌듯한 웃음을 보내는 자녀의 부모이고 싶어, 그런 부모일 수 있도록 노력할 것을 다짐해 본다.

　나는 지금 유언하는 자세로,　나의 삶을 운용하고 있는가?
　나는 지금, 나의 무엇을, 유산으로 물려주고 있는가?

"고맙구나!", "고마워!", "무슨 말씀을!"

동네에서 가깝게 속내를 서로 나누며 사는 두 노인이 계셨다.

하루는 한 양반이 시무룩해 있는 것을 보고 물었다. 무슨 일이 있었냐는 물음에 대한 답변이 이러했다.

나이 든 아들을 장가들이려고 선을 봤는데, 며느리 자리가 맘에도 들고 아들도 좋아하는 것 같고 해서 추진을 잘 하던 중인데, 하루는 며느리 자리가 전화를 했더란다.

"어머님! 지난번 결혼 문제로 상의하러 우리 어머니하고 만나신 날, 말씀 나누고 들어오셔서 엄마가 막 우셨어요. 뭐 하나 못 물어 보신 게 있다고요."라고 머뭇거리며 말하기에, "뭔데?"하고 물으니까 "결혼하면 제가 어머님 모시고 살아야 되나 안 그래도 되는지를 차마 못 물어 보셨대요. 어머님 결혼하면 제가 어머님 모시고 살아야 되나요?"하더란 것이다. 그래서 "그래. 어머니한테 걱정 안 끼쳐 드린다고 말씀 드려." 하고는, 전화만 끊은 것이 아니라 추진하던 혼사도 끊어 버렸다고 말씀하시는 것이었다.

어떤 경우는 이런 일도 있었다.

암 말기의 시아버님을 아들이 24시간 옆에 붙어서 간호하고 있은 지가 벌써 6개월이 지났는데, 시아버님 건강은 오히려(?) 날로 좋아져 아들이 집으로 퇴근할 수 있는 날은 요원한 상황이었다.

반찬거리를 만들어 온 며느리에게 시아버님이 말씀하셨다.

"며늘아가, 니가 니 남편 보내줘서 내가 큰 덕을 보는구나! 고맙구나!"

"아이 무슨 말씀을 하세요. 당연한 거지요."하고 시아버지와 며느리의 대화는 웃음 가운데 이어졌다.

그리고 남편은 조용히 아내에게 말하였다.

"여보 나 아들 노릇하게 해줘서 고마워! 아버지가 얼마나 좋아하시는지 몰라. 당신 고맙고, 착하다고, 나 보고 잘해 주라고 신신당부하시네. 고마워! 앞으로 내가 더 잘 할께!"

아내는 웃으면서 "별 말씀을 다 하시네요! 당연한 일을 가지고 괜히 쑥스럽게시리!"하는 것이었다.

그 뒤로 시아버님의 반찬이 한 차원 업그레이드 된 것은 당연한 결과였다.

너는 내 아들, 그리고 너는 내 며느리를 주장하면서, 갈등으로부터 헤어나지 못하는 경우와, 당신은 내 남편, 나는 우리 엄마 딸을 주장하며 갈등으로부터 헤어나지 못하는 경우들을 본다.

"내가 우리 부모에게 내 뜻대로 하는데 당신이 무슨 자격으로 이래라 저래라 하는 거야?"라면서,

결혼해서 이미 소속이 부모님의 아들에서, 아내의 남편으로 바뀐

현실을 제대로 파악하지 못하고, 아들 노릇만 주장하며 갈등으로부터 헤어나지 못하는 경우를 본다.

"여보 내가 아들 노릇 맘껏 할 수 있게 해줘서 너무 고맙소! 나도 장인 장모님을 내 부모처럼, 당신이 우리 부모님께 한 그 이상으로 정성껏 모실게!"하면서 부부간의 행복을 더욱 창출하는 경우도 본다.
"당신이 당신 부모에게 잘하는 거야 어떻게 키워주셨는데 당연하지! 그리고 나 또한 당신 부모님께 잘하는 거야, 이런 좋은 남편 키워주셨는데 지극히 당연한 건데 뭘!"하면서 부부간의 행복을 더욱 더 키워 나가는 경우도 본다.

나는 어느 경우에 해당할까?

가르침의 대상은 제자인가, 소비자인가?

강제함이 없는 교육은, 교육이 아니다.

가르침(敎育, 傳授)은 소비자에게 절대적 선택권이 있는 서비스에 그쳐서는 안 된다.

교육은 받는 이가 마음 내키는 대로 골라 받는 서비스가 아니라, 가르치는 자가 마땅히 행할 바를, 진정으로 가르쳐야 할 것을 가르치는 목표지향의 행위일 수 있어야 하는 것이다.

교육은 선택이 아니다. 교육은 가르침이고 전수이다.

교육과 알려줌과, 알면 편리한 것들 늘어놓고 골라잡게 하는 노점상과는 다른 것이다. 다른 것이어야 한다.

가치를 이루는, 가치에 이르는 방법이, 다양할 수 있고 선택의 폭이 넓다는 것과, 인류의 보편적 가치가 선택의 대상이라는 것은 다른 개념이고, 다른 개념이어야 한다.

"인간이 인간답게 살아야 하고, 인간답게 살기 위한 노력을 다해야 함은, 결코 선택의 대상이어서는 안 된다!"라는 의미이다.

부모가 자식을, 선생이 제자를, 어른이 후생을, 가르치는 자가 가르침 받는 자를 배려하여 그들을 노엽게 하지 않으려는 노력은 마땅히 신경 써서 행해야 할 것이나,

자신이 행하는 교육을, 전수를, 가르침을, 제발 받아달라고, 제발 들어달라고, 마치 사극에서 임금 앞에 머리를 조아리고 "통촉하여 주시옵소서!, 가납하여 주시옵소서!"하며 처분만 기다리듯 해서는 안 되고, 그런 대우를 가르침 받는 위치에 있는 자가 당연하다는 듯 기대하고 요구할 수 있는 사회가 되어서도 안 된다는 의미이다.

고등학교 2학년인 아들이 삶의 목적도 없다는 판단 아래, 아이에게 사정사정, 공갈협박, 용돈 갖고 흥정해서, 겨우 겨우 정신과 의사 앞에까지 데리고 와서 앉으시게(?) 해놓고서는, "이런 델 나를 왜 데리고 오냐고!"라고 전전긍긍하고 있는 엄마에게 큰소리치며, 진료실 의자에 삐딱하게 앉아서 의사를 아래에서 위로 눈을 치뜨며 쳐다보는 아이를,

"선생님은 전문가시니 이 아이 삶에 목적이 생기게 해 주세요!"라고 호소하면서, 의사 눈치 보랴, 아이 눈치 보랴, 눈물을 글썽이며 아들의 앞날을 걱정하며 호소하는 어느 안타까운 어머니의 호소를 대하며 든 생각이다.

제발 아들 노릇 좀 해달라고, 착한 아들 노릇은 언감생심 바라지도 못하고, "제발 학교만이라도 가다오!" 하는 부모들의 '왜곡된 사랑'을 접할 때가 자주 있다.

자식을 위한 것인지, 자신의 헛된 욕구를 채우는 도구로 자식을 이용하는 것인지 분별하지 못하고, 세상 사람들 맘에 드는, 비싼 값나가는 상품 만드느라 고생하면서도 그것이 사랑인 줄로 착각하고, 또 그런 심리를 장삿속으로 부추겨 더욱 왜곡을 심화시키고,

이제는 본질을 이야기하는 자는 간 곳이 없고,

바로 잡는다고 하는 이야기들조차 왼쪽으로 너무 뒤틀린 것을 고친답시고 오른쪽으로 더 비틀려고 하는 것 이상도 이하도 아닌, 본질보다는 방법만이 난무하는 세상이 어느덧 되어버린 것이라는 생각이 든다.

큰 개혁이 일어나야 하리라!

어리석음이 훼파되고, 왜곡된 것이 바로 세워지며, 바른 길 참된 삶에 대한 각성이 크게 일어나야 되리라!

새로운 기발한 방법의 출현이 아닌, 본질의 중요성에 대한 각성을 통해서,.....

탕자의 아버지

'탕자의 아버지'는, 집 나간 자식을 항시 문 밖에 나가 서서 이제나 저제나 기다리며, 속 썩이는 못난 자식을 위해 전심을 다해 기도하고, 그 못난 자식이 지친 자의 모습으로 아버지의 품을 의지하려 돌아왔을 때 지난날의 허물을 개의치 않고 사랑으로 감싸 주는 아버지이시기도 하지만,

"될 성 부른 나무 떡잎부터 알아본다!"고 방탕한 아들이 싸가지 없이 제가 맡겨 놓은 것도 아니면서 재산 나눠 달라고 할 때, 말없이 재산을 나눠 주기도 하시는 냉철한 아버지이기도 하다!

혼내주고 억지로 사정하고 빌어서 못 나가게 말렸다면, 그 아들은 아마도 아버지란 존재와 그 아버지의 참 사랑을 영원히 깨달을 기회가 없었을 것이리라!

깨달음이 없이는 진정한 변화를 기대할 수 없고,
깨달음은 대신해 줄 수 없는 것임을,
이 시대를 사는 우리 부모들은 깨달아야 할 것이다.

　지금 자식에 대한 사랑과 열정인 줄 생각하며 하는 행동이, 자칫 자녀 사랑을 빙자한 나 자신의 한풀이이고, 내 욕심의 덫에 걸려 몸부림치는 것일 수 있으며,

　나의 삶은 물론 자녀의 삶까지 헛되게 만들고 있을 수도 있음을 되새기며,

　어려워도 바른 양육의 길을 가며,

　힘들어도 자녀의 깨달음의 과정을 참고 지켜볼 수 있는,

　냉철한, 그러나 사랑 가득한 아버지일 것을 다짐해 본다!

싸가지

참 싸가지 없는 세상이다.

무엇인가 원하고 원망하는 데는 익숙해 있어도, 막상 자기가 당연히 해야 할 것을 하면서는, 마치 엄청 봐주는 것처럼 거드름 피고 공치사하는 싸가지 없는 남편, 싸가지 없는 아내가 도처에 널린 세상이다.

"내가 당신하고 결혼했지 당신 부모하고 했어? 한 달에 한 번씩만 오라고 해."라고 당당하게 대놓고 얘기하는 싸가지 없는 사위, 싸가지 없는 며느리들이 오히려 큰소리치는, 참으로 싸가지 없는 세상이다.

누군가가 자식들 집에 갈 때마다 10만원씩 돈을 주면 어떻게 나올지 실험해 보면 좋을 것만 같은, 참말로 싸가지 없는 후손들이 넘쳐나는 세상이다.

"네가 싫으면 인사 하지 마. 그냥 자라 자."라고, 모처럼 만에 오신 친할머니에게 인사 안 하고 잠투정 부리는 아이에게 알아서 면죄부를 주는, 아이를 싸가지 없는 아이로 키우는 게 너무도 아무렇지 않다 못해, 당연히 여기고 그게 마치 아이의 인권(?)을 보장해 주는 것으로 생각하고 그것을 주장하기도 하는, 참 싸가지 없는 세상이다.

"선생이 맘에 안 들면 얘기해. 내가 해결해 줄게." 한다거나, "때리면 바보같이 맞고 있지 말고, 경찰에 신고해!"라고 해서, 그런 싸가지 없는 발상이 실제상황으로 전개되는데 익숙해진, 진짜로 싸가지 없는 세상이다.

싸가지 없어서 우리의 삶을 구렁텅이로 몰고 가는 현상들이 한두 가지가 아니겠지만, 그중에서도 가장 싸가지 없는 말은 "냅둬! 이대로 살다 죽을려!"란 말이 아닐까 생각해 본다.

싸가지(싹수)의 사전적 의미는, '앞으로 잘 트일 만한 낌새나 징조'라고 되어 있지만, 이 의미를 여러 가지로 생각해 볼 수 있을 것도 같고, 누구, 무엇인가에 대한 자세라고도 생각해 볼 수 있을 것 같다. 누가 누구에게 버릇없고 싸가지 없고 기본자세가 안 돼 있고 식의 말들을 자주 쓰고 듣는 게 우리 현실이다.

그중 가장 문제가 되는 것은 뭐니 뭐니 해도 자신의 인생에 대한 기본자세가 아닐까 생각해 본다.
자기 자신에게 조차 싸가지 없는 사람이 남에게 어떨 것인가는 안 봐도 뻔하다.

자기를 사랑할 줄 모르는 사람이 남을 사랑한다는 것은 거짓에 지나지 않는다.

자신조차도 소중하게 여길 줄 모르는 사람이, 남의 인생을 위해 희생하느니 뭐니 하는 것은 한 마디로 입에 발린 소리이거나 쇼에 지나지 않는 것이다.

"이웃을 네 몸같이 사랑하라!"는 말씀처럼, "대접 받고자 하는 대로 대접하라!"는 말씀처럼, 우선 자신의 삶에 대한 기본자세가 바로 서 있어야, 즉 싸가지가 있어야 하는 것이다.

"나 좀 어떻게 한 번 고쳐 봐요." 식으로 마치 의사에게 자기를 고칠 수 있는 기회를 은전으로 베푼다는 듯 말하고 행동하는 환자도 때로는 만날 수 있다.

제 정신이 아니어서 그런 거야 어쩔 수 없는 일이고 병이니까 안타깝고 불쌍한 생각이 들어서 더욱 열심히 도울 마음이 생긴다지만, 부모 특히 엄마를 잘못 만나, 아이를 싸가지 없게 키우는 것을 삶의 목표로 여기고, 교육의 목표로 삼아, 싸가지 없는 말투나 행실이 개성이고 주눅 들지 않는 자연스런 행동으로 생각하는 부모 밑에서 큰, 그야말로 '왕 싸가지'라서 그러는 경우는,

진짜 나를 너무나 사랑하시어 나를 중단 없이 더욱 단련시키시기 위해 나의 인내를 시험하시는 하나님의 특별훈련이라고 생각하며 참고 인내할 수밖에 없을 때도 있다.

달리 뭐라 표현할 방법이 없을 정도로 싸가지가 없어서, 진짜 뱃속

에서부터 울컥하고 뭐가 치솟고 올라오는 느낌을 받을 경우도 드물
지 않다.

　자기 자신의 삶 앞에 진지하고 바른 자세를 갖추는 것이 인간으로
서 살아가는데 가장 기본적인 싸가지일 것이다.
　자신의 삶을 중요시 여기고 잘 일구어 나가는 노력을 게을리 말고,
자신이 얼마나 존귀한 존재인가를 깨달아,
　멸망하는 짐승과 같은, 이 자연 가운데에서 단순히 생존하고 있는
자(者)의 위치에서 벗어나,
　축복받은 또한 그 축복을 함께 나누는 축복의 통로로서의 자신을
잘 가꾸고자 하는, 참말로 싸가지 있는 사람이 될 것을 다시 한 번
다짐해 본다.

"나 죽으면 엄마 때문인 줄 알라고!"

면담을 신청한 50초반의 여인은 말은 꺼내지도 못한 채 흐느끼고
만 있다. 뜬금없이 "나 때문예요!" 하며 이제는 "흑흑!"소리까지 내며
흐느끼고 있다.

그대로 지켜보며 조금 더 기다리니, 북받치는 슬픔을 추스르며 한
스럽고 속 문드러지는 이야기를 시작하는 것이었다.

어려서부터 공부를 뛰어나게 잘한 아들은, 엄마의 크나 큰 자랑이
고 기쁨이었다. 놓으면 날아갈 세라, 불면 꺼질 세라, 눈에 넣어도 아
프지 않은 아들이었다.

아들이 원하던 대학에 떨어지기 전까지는······.

아이가 상상할 수 없이 변한 것은, 대한민국에서 상위 1% 이내 성
적일 때만 지원이 가능한 어느 대학에 지원했다 떨어진 뒤부터였다.
그때까지 아들은 좌절이란 걸 모르고 자랐다.

아들은 원하는 것이 좌절되어본 경험이 없었다. 공부 잘하니 학교
에서는 선생님들 귀염과 칭찬을 독차지하며 만사형통이었고, 집에서

는 말씀(?)만 떨어지면 즉각 호응, 즉각 충족, 빚을 내서라도,
　"아들은 언제라도 모든 면에서 즉각 만족할 수 있어야 한다!"를 모
토로 대기 중인 엄마가 있었기에, 아들은 아무 불편, 아무 거리낌 없
이 클 수 있었다.

　대학에 떨어지더니 공부는 때려 치고 이리저리 방황하다가, 여기
저기 알바 하러 다닌다, 사업을 해본다, 유흥업소 알바다, 뭐다 하면
서, 그동안 타간 돈도 부지기수이고, 막아 준 카드 값도 한두 푼이 아
니었단다.
　결국은 다 저 줄 건데 무엇이 아까웠겠냐마는, 사람들이 너무 오냐
오냐 하며 해 달래는 대로 다 해주다 보면 나중에 감당 못한다는 바
람에, 요번에는 독한 마음먹고, "조금 더 생각해 보고 주마." 하고, 뭔
가 또 사업을 해보겠다고 큰 돈 달라는 것을 일단 브레이크 걸고 며
칠 말미를 달라고 했다는 것이었다.

　안 준다가 아니고 좀 있다 준다고 했는데, 그걸 못 참고 "나 죽으
면 엄마 때문인 줄 알아!" 하고는 소식이 없더니, 며칠 후 강에서 익
사체로 발견됐다는 연락을 받았다는 것이었다.

　듣는 내가 이렇게 분통이 터지고 기통 터지겠는데, 엄마의 마음은
오죽할까 생각하니 말문이 막힌다.
　이 엄마에게, 이 마음 상한 여인에게, 이 인생이 무너진 사람에게,
무슨 말을, 무어라 말할 수 있단 말인가!
　무엇을 이야기 해줘야 한단 말인가?

이번에 즉각 돈을 마련해 주었다면 앞으로는 다시는 그런 억지 부리지 않는 철들고 정신 차린 아들로의 변화가 일어날 수 있었을까?

다음 먹을 때까지 "술 끊었어요!"라는 말도 아닌 말처럼, 다음 돈 달랄 때까지 연장시키는 효과 이상 그 무엇을 기대할 수 있었을까?

즉각 돈을 안 준 엄마의 잘못일까?

지금에 와서 "그때 그냥 돈을 줄 걸 그랬어요!" 라면서, "내가 죽였어요!" 하고 흐느끼는 엄마의 눈물은 어떤 의미일까?

아이들을 다 클 때까지 즉각 만족, 즉각 대령으로 키우면 나이 먹으면 먹을수록 더욱 즉각 만족에 익숙해지고 요구하는 그 단위와 정도가 커지는 것이 아닐까?

아니면, 철이라는 것이 저절로 찾아와서, 아이의 마음속에 자리를 저절로 잡게 되어, "이제는 부모님 속 썩혀드리지 말아야지!'하는 생각이 저절로 드는 것일까?

한국 사람이면 미국서 아이 낳아서 한국 말 안 가르쳐도 나이 먹고 철들면 한국이 모국이고 뿌리임을 스스로 깨달아 알아 한국말을 저절로 할 수 있게 되는 것일까?

아니면, 내가 아는 누구네 같이, 한국말로 안 하면 간식을 안 줘서, 아이가 저희들끼리 "우리 맘 요즘 이상해. 왜 한국말을 하라는지 모르겠어?"하고 영어로 수군거리면서도, 그래도 간식 얻어먹기 위해서는 그 이상한 한국말을 할 수밖에 없으니 억지로라도 한국말 하고 크다가, 나이 먹어 생각하니 "그것이 내 모국어였구나!"를 깨닫게 되는 것일까?

그러니 애간장이 녹아 피 끓는 눈물을 보이는 이 여인에게, "자업자득이요!" 소리를 할 수 있겠는가?

"그래도 일찍 가서 다행입니다!"라고 말할 수 있겠는가?

그래도 내 마음 속에서는, "평생 두고 속 썩이다가 늙은 부모 빨리 안 죽는다고, 유산 하루라도 빨리 물려받기 위해 부모 때려죽이는 패륜아들도 있는 세상인데, 어미 가슴에 그리 못을 박는 놈이 살아 있었으면 이담에 무슨 짓을 저지를지 모르는데, 차라리 먼저 간 게 마지막 효도라 생각하세요!"라는 말이 목구멍까지 올라오는 걸 어떻게 하면 좋을까.

이제라도, 하늘이 무너지는 큰일을 당한 지금에 와서라도, 깨닫고 깨우치지 못하면 평생을 한으로 점철할 수밖에 없는 것이다.

무엇이 자녀이고, 무엇이 부모인가?

부모는 부모이고, 어른이고자 애쓰고, 자녀는 자녀답게 키워져야 하는 것 아닐까?

죽으면서도 즉각 도와주지 않은 부모를 맘대로 원망해도 된다고 생각하는 이 잘못된 믿음의 바닥 저 깊은 곳에 있는 욕심을 어떻게 처리해야 옳단 말인가?

슬피 흐느끼는, 어느 자식 잃은 엄마에게 아들의 문제를 지적하며 위로하려 하니,

이 엄마는 그 정신에도 아들을 변호하고 변명해주고 있다.

부모 자식의 관계가 왜곡되지 아니하고 바로 정립되어야 함이 얼마나 중요한 것인가 하는 것을 다시 한 번 깊이 생각하게 되었다.

나는 어떤 부모인가?
"즉각 내 말 안 들어주면 콱 죽어버릴 거야! 책임질 거야? 책임질 수 있어?" 할 아이로 혹시 열심을 다해 키우고 있는 것은 아닌가?
"이젠 제가 이제까지 부모님이 지시던 짐을 물려받아 지고 가겠습니다!"라며, 부모의 등에서, 부모의 마음에서 짐을 내려 자기가 지면서, 그 부모가 내려놓은 짐 자리의 빈 곳에 보람과 뿌듯함과 삶의 의미를 채워줄 수 있는 그런 자식을 키우고 있는가?

나는 지금 무엇을 하고 있는가?!

제3장
부부(夫婦)로서의 만남

― 나는 내 배우자의 진정한 반려(伴侶)인가?
나는 내 배우자의 진정한 반려(伴侶)이고자
행(行)하는가를 성찰(省察)해 본다. ―

부부라는 자동차

부부라는 자동차는,
사랑이란 기름으로 가는 것이 아니라,
책임감이란 기름으로 가는 것이 아닐까?

사랑은,
책임감이란 기름으로,
열심히 달려간,

'우리'라는 동산의,
그곳에 있는,

'성공적인 삶'이란 나무에서 익어가는,
열매가 아닐까?

결혼

결혼은 내가 데리고 살 여자를 선택하는 것이 아니다.
결혼은 내가 데리고 살 남자를 선택하는 것이 아니다.

결혼은 내가 앞으로 함께 살 여자를 만나는 것이다.
결혼은 앞으로 내가 함께 살 남자를 만나는 것이다.

결혼으로 만난 아내는, 이름만 아내이지 실제는 이제 막 아내가 되기 시작한 여자일 뿐이다.
결혼으로 만난 남편은, 이름만 남편이지 실제는 이제 막 남편이 되기 시작한 남자일 뿐이다.

결혼은 내가 누군가의 남편이 되기 위한 선언과 그의 실행을 시작하는 것이다.
결혼은 내가 누군가의 아내가 되기 위한 선언과 그의 실행을 시작하는 것이다.
결혼은 행사(Event)가 아니라, 내 삶의 질적 변화이다!

결혼이란, 다이아몬드 원석끼리의 만남

결혼을 어떻게 정의해 볼 수 있을까?

어떻게 정의를 내리는가에 따라 보는 시각이 정해지고, 그에 따라 대응하는 방법도 서로 다를 수 있을 것이다.

"결혼은 서로 다른 다이아몬드 원석끼리의 만남이다!"라고 정의하면 어떨까?

서로 부딪치고 비벼대며, 서로가 서로를, 서로가 서로에게, 갈고 갈리면서, 톱니가 맞물려 서로 하나 되듯 하나 되고, 서로가 서로를 진정으로 아름답고 값진 보석 같은 삶으로 변화시키고, 변화되기 까지, 함께 노력하는 것이 결혼이고, 결혼생활이 아닐까 싶다.

이미 성숙하여 나름대로의 뜻과 모습을 상당부분 갖춘 뒤의 만남이라, 다이아몬드 원석을 연마하는 것보다는 분명히 더 어려울 것이 틀림없다.

이런 특성을 감안하여, 끊임없이, 될 때까지, 되게끔 노력할 결심으로 만남을 이루는 것이 결혼이고, 그 결심을 이루어가는 과정이 결혼생활이 아닐까 생각해 본다.

이미 연마된 아름다운 보석을 선택하여 즐기는 것이 아닌, 가능성끼리의 만남이, 사랑과 배려가 빚어내는 완성의 기쁨을 창조하려는 노력의 시작이, 결혼이 아닐까 생각해 본다.

어제까지의 아름다웠던 손이, 이제부터 '우리'라는 단단하기만 하고 전혀 연마되지 않아 거칠기 짝이 없어, 아직은 돌이라 불릴 수밖에 없는 원석을, 아름다운 다이아몬드란 보석으로 연마해 내기 위해, 상처 나고 헤어질 수도 있다는 각오로, 그러나 그 후에 있을 아름답고 성공적인 모습을 소망하고 기약하며, 어떤 고난과 역경도 극복하고 둘이 하나 되어 이루는 아름답고 행복한 삶을 향하여 시작을 고하는 것이 결혼이 아닐까 생각해 본다.

상대를 내 뜻, 내 입맛에 맞게 변화시키는 것이 우선이 아니라, 상대의 기대에 부응하여, 내가 먼저 상대의 원함에 맞게 변화함으로, 상대가 기뻐하는 모습을 보며 함께 기뻐하는 것에 더 우선을 두고, 합력하여 선을 일구는 노력을 시작하는 것이 결혼이 아닐까 생각해 본다.

크는 아이들이 엄마 아빠의 사는 모습을 보고, "나도 빨리 결혼해서 저렇게 살아봐야지!" 하고 부러워하고 닮고 싶은 모습을 일구어 내려 함께 시작하는 것이 결혼이 아닐까 생각해 본다.

　나의 단단하고 변하기 어려운 그것 때문에 헤어지고 상처 난 상대의 손과 마음을 두 손으로 꼭 잡고, 가슴으로 헤아려 위로하고 고마움을 전할 줄 아는 상대가 되기 위한 결심이 결혼을 아름답게 만드는 것이 아닐까 생각해 본다.

　나는 결혼한 사람, 그 당사자인가?

　나는 결혼생활을 하는 사람인가?

　나는 결혼을 이루어 가고 있는가?

　나는 결혼의 완성을 위해 정성을 다하고 있는가?

　나는 결혼을 평가하고 있지는 않은가?

　나는 결혼생활을 보고 있고, 코치하고 있지는 않은가?

　나는 혹시 결혼을 누리려고만 하고 있지는 않은가?

　나는 결혼의 완성이 결혼식 때 이미 이루어졌다고 생각하고 있지는 않은기?

　나는 지금 무엇을 살고 있는가?

어느 여대생의 결심

"나는 결혼하면 독자적으로, 나의 발전을 추구할 생각입니다!"

20대 초반의 대학 3학년 여학생이 최근에 스트레스를 받아서 너무 힘들다고 면담을 요청하였다. 대화를 나누면서 요즘 젊은이들 중에는 보기 드물 정도로 참하고 성실한 생활을 하고 있는 젊은이란 생각이 들었다.

대화중에 결혼에 대한 의견을 묻게 되었는데, "나는 결혼하면 독자적으로 나를 유지하고 발전시키겠습니다."라고 말하는 것이었다.
"독자적이란 말이, 독립적이란 의미인가?"는 나의 질문에,
"예! 종속되거나 예속되지 않고 나의 발전을 추구하겠다는 의미입니다."라고 당당하게 대답하는 것이었다.

'독립적 동반자'가 되겠다는 말이었다.
내 필요에 따라 협조할 것은 협조하고 내가 아니라고 생각하는 것에 대해서는 단호하게 "No!"할 수 있는 그런 관계를 원한다는 것이

었다.

참 좋은 말이다. 똑똑하고 야무지고 합리적이고 타당한 소신이다.

결혼 후의 삶을 여행에 비유한다면 어떨까를 생각해 봤다.

서로 독립된 동반자로서의 여행이라면, 기차여행에 해당되지 않을까 하는 생각이 들었다.

목적지를 향해 가는 기차를 같이 옆자리 타고 가면서, 기대기도 담소도 그리고 내가 원하면 상대와 상관없이 일어날 수도, 잠깐 나가서 바람을 쐴 수도, 혼자서 창밖을 보며 말 시키지 말라고 하고는 사색에 잠길 수도 있을 것이다.

그러나 부부라는 인생 여행은, 기차 여행이라기보다는 등산 여행이어야 하지 않을까 하는 생각이 들었다.

등산 여행에 비유를 해보자면, 등산할 때 내가 원한다면 상대 손 잡아주고, 니가 싫으면 상대가 위기 상황에 있는 데도 불구하고 안 잡아줘도 될까 하는 생각이 들었다.

위기까지는 아니어도 내 뜻과는 다르지만 손을 내어줘야 할 경우가 얼마든지 있을 수 있으리라.

배를 띄우고 노를 양쪽에서 하나씩 맡아 저어갈 때도, 이러한 독립적 동반자의 기준이 적용된다면 과연 바람직할까?

독립적이고 독자적으로 인생을 설계하고 뜻한 바를 이루기 위해 나름대로 열심히 노력하는 것은 대단히 바람직한 삶에 대한 태도라 말할 수 있을 것이다.

그러나 둘이 하나 되어, 합력하여 선을 이루고 어려운 상황을 헤쳐 나가야 하는 경우에는, 독립적, 독자적이란 생각에 머물지 않고, 더 나아가 능동적으로 둘이 하나 되는 노력을 할 수 있어야 할 것이다.

나의 생각에만 머물러 있는 것이 아니라, 너의 마음까지 헤아려, 함께 승리하고 함께 성공을 일구는, 합력하여 선을 이루는 관계를 맺을 수 있어야 할 것이다.

결혼 전에, 결혼 후의 독자적인 삶을 계획하고 기대하고 있는 경우와,

결혼하면 당연히 있을 수 있는 의견 대립에 대한 대비와, 그럴수록 상대를 더 섬세하게 이해하고 상대를 더욱 기쁘게 하리란 다짐을 하면서 결혼을 고대(苦待)하는 경우,

어느 쪽의 결혼이 과연 바람직한 결과를 가져올 것인가 생각해 봐야 할 것이다.

요즘 우스갯소리로 결혼식 준비는 더할 수 없이 완벽하게 하면서 정작 결혼 준비는 안 한다는 말의 의미는 무엇일까 생각해 본다.

부부의 역할과 격(格)

역할과 특성이 다른 것과, 격(格)이 다른 것은 다른 것이다.

부부가 유별함은, 역할과 특성이 다른 것이지 품격(品格)이 다르고 우열이 있는 것이 아닌 것이다.

그럼에도 불구하고 "남편과 아내는 엄연히 격(格)이 다른 것이다!"라고 생각하며 스스로 남편이라는 우월의식에 사로잡혀 아내를 참고 봐준다는 생각에 푹 젖어 있다가,

"봐주자, 봐주자 하니까 정신 못 차리고, 진짜 해도 너무 하는군!" 하고 준엄하게 나무라는 식의 자신의 행동에,

아내가 콧방귀 뀌듯 "흥!" 하는 반응이라도 보이는 날이면, "아니! 그만큼 격(格)이 다름에도 불구하고 참고 도와줬더니 그 은공을 몰라?"라며 화를 못 참고,

"남편을 뭘로 보고 이따위로 밖에 대접을 못 해, 내가 얼마나 잘 해줬는데 그걸 모르고 이럴 수 있어?"라며 부수고 욕하고 있는 성질 다 부리는 바람에,

공든 탑은 무너지고 남편 체면은 형편없이 구겨지고 무시당하고, 스스로 격(格)이 다르다고 한 주장은 씨알도 안 먹는 소리로 치부되

고, "제발 정신과에 가서 상담이나 좀 받아봐라!" 하는 소리나 듣게 되어,

"이거 내가 진짜 문제가 있는 것인가?" 하는 생각이 들어 방문한, 사회활동을 왕성하게 하는 어느 여류 인사의 남편인 중년의 CEO가 있다.

여러 가지를 참고 좋은 마음으로, 소위 외조라는 것을 나름대로 열심히 해주었는데, 그 은공을 알아주는 것까지는 아니어도 좀 고마워라도 해야 할 텐데, 이건 그것조차도 알아주지 않으니, 때로는 울화가 치밀어 화를 못 참고 폭력적이 되기도 하고 육두문자가 나오기도 한다고 토로하는 것이었다.

"그래도 한국 사회에서 아직은 아내가 사회활동 한다는 게 좀 그런 거 아닙니까? 남편이 협조해줘야 가능한 것 아닌가요?"라는 생각을 갖고 있었다.

말로는 협조라고 하지만 내용은 허락을 의미하는 소리로 밖에 안 들렸다.

때로는 화가 난단다. 나름대로 하느라고 해 준 은공을 몰라도 너무 몰라주고 당연하게만 생각하니, 서운키도 하고 약이 오르기도 하고, 억울한 생각까지 들기도 한다는 것이었다.

그러면서 "그래도 남편이 사회생활 하는 것을 아내가 내조하고 돕는 것하고, 아내가 사회생활 하는 것을 남편이 자신도 사회생활하면서 돕는다는 것은 좀 다르게 봐야 할 것 아닙니까? 결코 쉬운 일이 아니잖아요? 그리고 격(格)이 좀 다른 것 아닙니까?"라고 이야기하

고 있는 것이었다.

　아내가 남편이 그만큼 양보한 은공을 몰라도 너무 모른다는 생각
이 바닥에 깔려 있는 것이 문제이다.
　마치 오른손이 왼손 긁어주고 공치사하는 것 같은, 허무한, 웃기는
이야기일 수 있다.
　오른손이 왼손을 정성을 다해 주물러서 왼손을 안 아프고 편하게
만들어준 것이 아니라, 내가 덜 아프고 덜 괴롭게 된 것이고, 새끼손
가락이 수고스럽게도 귓구멍을 위해 손톱 밑에 때 끼는 것도 마다한
채 긁어주어 귓구멍을 시원하게 해준 것이 아니라, 내가 시원해지는
것이고, 그 바람에 내가 기분이 좋아지는 것이다.

　부부가 서로를 위해 무엇인가 하는 것은, 이렇듯 '우리 부부'라는
하나 된 공동체를 위해 마땅히 행할 것을 '하는 것'이지, 내가 너에게
특별히 안 해줘도 될 만한 것을 인심 팍 써서 '해주는 것'이 아닌 것
이다.

　이 분은 아내에게 좋은 마음으로 하고 있는 것은 분명하지만, 그
기본 정신이 마치 남편이 은전을 베푸는 듯한 마음으로, 시혜를 베푸
는 윗사람 같은 마음으로, 주인이 하인을 대하는 것 같은 우월의식이
바탕에 알게 모르게 깔려 있으면서 아내를 대하는 것이 문제인 것이
다.

　에베레스트의 고봉을 등반하는 과정 중에 동료 한 사람이 크레바

스에 빠져드는 위기상황이 발생한다면, 이를 발견한 동료가 손을 잡아주는 것은, 자신의 목숨이 위태로운 것을 무릅쓰고 같이 죽는 한이 있어도 그를 구하기 위해 손을 내밀고 사력을 다하는 것은, 결코 은전을 베풀거나 시혜를 베풀기 위해 그렇게 하는 것이 아니라, 그렇게 행동하는 사람이 동료인 것이고, 그것이 함께하는 자의 의무이며, 동반자 정신인 것이다.

호떡 값 몇 푼을 던져준 것이 대단한 은전일 수 있고 생명의 은인이란 소리를 들을 수도 있겠지만, 등산 때의 동반자나 전시의 전우는 그런 의식조차 없이 너와 내가 하나인 것처럼 단합된 마음으로 공동 목표를 위해 나아가는 것이다.

무슨 설명으로 논리를 전개하여 증명할 수 있는 성질의 것이 아니라, 본질이 그런 것이다.

그것이 인간만이 가지고 있는, 인간만이 가질 수 있는 '결혼의 결과로 이룩된 우리 부부라는 고유한 삶의 형태'가 가지고 있는 특권이고 축복인 것이다.

에베레스트의 험산준령보다 열 배는 더 높고 험한 산을, 한 가닥 로프에 둘이 함께 매달려 그 험산을 정복하려는 팀보다도 훨씬 더 어려운 것이 뻔하지만, 그렇기 때문에라도 더욱 더 절실하게 한 팀이 되어야 하고 진정으로 서로를 배려해야 하는 것이 부부라는 인간관계인 것이다.

태평양 전쟁보다, 대동아 전쟁보다, 이라크나 아프칸의 게릴라전

보다도 더 힘든, 그 어떤 전쟁터에서의 전우애보다도 더 철저하게 뭉치고 하나 될 수 있어야 하는 것이 부부라는 인간관계인 것이다.

그것을 "해준다!"라고 생각하면서 임하고 있으면 화병이 날 수밖에 없는 것이고, 손해 본 느낌이고, 약 오르고, 억울하고, 서운하고, 실망하고, 좌절하고, 결국 허무해질 수밖에 없는 것이다.

부부는 상대를 위해 살아주는 것이 아니다
부부는 상대를 위해 내가 살아주는 것이 아니라, 서로가 함께 사는 것이다.

'하나 된 우리로서의 부부'의 삶을 '사는 사람', '하는 사람'은 어려움을 겪으면 겪을수록 보람이 증대되고, 노하우가 쌓이고, 함께 하는 희열을 맛보게 되지만,
"너는 너고, 나는 나지, 무슨 하나고, 일심동체고가 있을 수 있단 말이냐?"라고 생각하며, 하루하루를 '살아주는 사람', '해주는 사람'은, "언제까지 이런 웃기지도 않는, 비효율적인 짓을 하고 살아야 한단 말인가? 세상에 나가서 이 만큼 한다면 칭송이 자자할 텐데, 이게 무슨 짓이고, 쓸데없는 짓이고, 개떡 같은 운명이란 말인가?" 하면서, 손해 본 것 같은 노여움과 억울함으로 자신의 운명을 원망하며 비탄에 젖어들 수밖에 없는 것이다.

부부는 본질적으로 동격(同格)인 것이다.
근본 가치도 동격이며, 본래의 품격(品格) 또한 동격인 것이다!

부부는 누가 누구의 우위(優位)에 있는 것이 아니라, 이인삼각(二人三脚)의 수평적 위치에 함께 서 있는 것이다.

서로 어깨동무하고 함께 나아가는 존재이며, 본질적으로 하나 됨을 향하여 나아가는 존재여야 하는 것이다.

역할이나 특성이 다른 것 하고, 본질적으로 그 가치가 다른 것을 혼동하여, 마치 아내는 남편을 거느리고, 남편은 아내를 부리는 것으로 착각하여,

스스로 만든 정서적 홀아비, 스스로 빠져든 정서적 과부의 삶을 살면서, 홀로 허무를 부르짖는 인생이 되어서는 정말로 안 될 것이다.

그럴 수 있는 시간이 없는 것이 우리의 인생이 아니던가?

연습이 없는 것이 인생이 아니던가?

단 한 번의 기회밖에 없는, 귀하고도 귀한 삶이, 우리 인생이 아니던가?

최선을 다하여, 보람 있고 행복한 삶을 일구기 위해 팀웍을 제대로 다질 줄 아는 사람이 되어야 할 것이다.

그러기 위해서는 내가 나를 믿듯이,

내가 너를 믿고 신뢰하고,

대접받고자 하는 대로 대접해야 하는 것이다. 진심으로!

맞을 짓

한 부인이 찾아와 남편에게 구타당한 억울함을 호소했다.
"왜 하필이면 맞을 짓을 하셨어요?"
"실수를 할 수도 있는 것이지, 때린 것이 문제지 맞은 사람한테 맞을 짓이라니, 무슨 말을 그렇게 하세요!"하고 화를 낸다.

많은 여성들이 '맞을 짓'이라는 말이나 생각은, 바로 대표적인 남존여비 사상의 구태라고 비난한다. 맞는 말이긴 하다.
그러나 임상의사로서 현장에서 만나게 되는 여러 가지 사건과 사안들을 대하면서, 그러한 생각, 즉, "때리지 않는 것이 중요하지 맞을 짓이라는 것이 어디 있냐?"라는 생각이 옳은 이야기일 수는 있어도, 결코 현명하거나 적절하지 않은 생각일 경우도 있다는 생각을 하게 될 때가 적지 않다.

오늘도 40대 후반의 부인이 방문을 하였다.
25년 가까이 결혼생활을 한 분으로, 다 큰 자녀들을 여러 명 둔 분이다. 찾아온 이유는 남편이 무섭다는 것이었다. 무섭고 두렵고 겁나고 도망가고 싶다는 것이었다. 요즈음은 아니지만 10여 년 전까지만 해도 맞기도 많이 했다는 것이었다. 그래선지 평소에는 잘 대하고 가깝게 잘 지내다가도 남편이 화난 모습을 보이기만 하면, 반사적으로 주눅이 들고 위축되고 말도 잘 안 나오고, 두려워서 많이 괴롭다는 것이었다.

남편이 화를 왜 내는지를 물어보았다.

"별것도 아닌 사소한 것 가지고 그래요. 왜 말을 안 하냐고 그러면서 화를 내기도 하구요. 그런데 내가 뭐라고 말만 하면, 벌컥 화를 내며, 너 땜에 그래! 라는 얘기를 자주해서 더 말을 못하겠어요."

그리고는 머뭇거리며, 의사의 질문인 "왜, 남편이 어떤 경우에, 화를 내게 되는가?"에 대한 답변보다는, '별것 아닌 사소한 일'이라는 본인의 생각만 주장하면서 뒤를 얼버무리는 것이었다.

'별것 아닌 사소한 것'에 화를 낸다는 것은, 남편이 화를 내는 상황에 대한 관찰과 인식에 관한 이야기가 아니고, "그것은 사소한 것이다!"라는 자신의 판단과 가치관에 입각한 생각인 것 아니냐고 반문하니, "그렇겠군요!"하면서도 "하여튼 별것 아닌 것을 가지고 화를 내요."라며, 여전히 '별것 아닌 것'이라는 본인의 판단과, 본인의 기준에 입각한 결론만 고집하고 있었다.

어제 있었던 사건을 구체적으로 이야기해 보라니까, 자신은 할 일이 있어서 그 일 열심히 하고 있는데 남편이 퇴근을 하였단다. 평소 배고픈 걸 잘 못 참는 남편이, 내가 하는 일 끝나기까지 기다리기에는 배가 많이 고프니까, 그냥 딸아이 하고 저녁 차려 먹는다기에 그러라고 하고 자기는 하던 일을 계속했다는 것이었다.

물론 그때 열심히 하고 있던 일이 집안일이고, 그때 서둘러서 빨리 해야 할 일이었고, 남편에게도 유익한 일인 것이 분명했다 하더라도, 그래도 남편이 평소에 배고픈 것을 못 참는 성격이고, 아이들만 우선시하고 자기는 맨날 뒷전이라고 불만을 토로하던 남편의 스타일로 보아, 본인이 알아서 먹는다고는 했을지라도 부인이 서둘러 차려줄 생각 안 하고 딸하고 먹게 그냥 놔두면 틀림없이 삐질 것이라는 예측을, 집안 돌아가는 분위기에 대하여 잠깐 들은 의사도 금방 감이 잡히는데도, 이 아내는 그냥 자기 판단대로, '별것 아닌 것'으로 치부하고 지나친 것이 문제였던 것이다.

그러고 나서는 눈치로 보아 남편이 또 삐진 것 같으니까, 몸이 굳고 입도 얼어붙어서, 평소 그럴 때 말을 안 하면 더 삐치는 것을 알고는 있지만, "자기 성격이 그럴 때는 말이 더 안 나오는 것을 어쩌란 말이냐!"면서, 아무런 말 안 하고 혼자서 새벽기도 갔다 오니까, 확실히 더 삐져 있었다는 것이었다.
"좀 달래주고 가시죠."하니까, "성격상 그게 잘 안되요."라고 대답하는 것이었다.

여러 가지 이야기를 나누었다.
이 부인이 가장 중요하게 여기고, 힘들게 느끼며, 개선되기를 원하는 것은, 남편의 화내는 성격에 대한 적절하고 현명한 대처방안을 찾아야 한다는 점이었다.

그리고 꼭 알고 싶어 애태워 하는 것은, 남편을 화나지 않게 만들 수 있는 방법이었다.

그런데 문제는, 그리고는 끝이라는 데 있는 것이었다.

그렇게 생각은 하면서도, 그 뒤로는 더 이상 구체적으로 남편이 화 내지 않게 만드는 방법을 터득하려는 노력을 하고 있지 않다는데 이 부인의 문제가 있는 것이다.

바라는 것만 있고, 그것을 위한 구체적 습득노력은 전혀 할 생각조 차 없는 것이 문제인 것이다.

이제까지 남편의 화를 돋우던 자신의 행동 패턴은, 자신의 성격이 기 때문에 도저히 고칠 수 없는 것이고, 따라서 앞으로도 그럴 수밖 에 없고, 남편은 성격이 잘못된 것이 틀림없으니까 개과천선해서 고 쳐야 된다고 생각하고 있을 뿐이었다.

"남자가 좀 대범해져서, 그깟 사소한 일에 화내지 않는 성격으로 변화하면 될 것이다."가 상황을 개선시킬 수 있는 유일한 방법이라는 생각에서 벗어날 기미가 전혀 없었다.

자신은 사소한 일이라고 생각하는, 남편을 화나게 만드는 자신의 행동은, 고칠 의사가 전혀 없는 것이었다.

왜냐하면 말 그대로 사소한 것이고, 또 흔히 생활 중에 있을 수 있 는 아주 사소한 것을 어떻게 일일이 바꿀 수 있겠느냐는 생각에서였 다.

예를 들면, 남편이 아이들보다 자신의 우선순위가 밀린다고 불평하고, 자신이 아이들 먼저 신경 쓰고, 관심 갖고, 아이들만 챙기거나 할 때 화를 내고 삐지곤 하지만,

"그래도 그렇지, 아무려면 애들을 먼저 챙기게 되는 것이 보통 엄마들 아냐?"라고 계속 고집하고 있는 것이었다.

"어른이 참아야지 뭘 그런 걸 가지고 화를 내 내기를!"하는 생각을 하고 있는 것이었다.

실컷 남편의 성격이 상식이 통하지 않는, 아주 고집불통이고 자기 멋 대로인 성격이라고 내종 이야기하고는,

막상 그 특별난 성격의 소유자인 남편을 대할 때는 일반적인 기준에 입각하여 생각하고 행동하고 있는 것이 문제인 것이다.

그리고 그런 일로 인하여 어제도 남편은 화가 났고, 본인은 또 다시 반복하여 벌어진 비상상황에 살얼음 위를 걷듯 조심하며, "이게 무슨 서시같은 빌어먹을 필자린 말인기? 이게 사는 것인가?"라는 생각과 자괴감에 빠져들고 있는 것이었다.

집에서 키우는 개라고 방심하여 사납기 짝이 없는 개를 조심스레 대하지 않고, 개 밥 먹는데 앞에서 알짱대다 물리고는, "그래도 그렇지, 주인을 무는 개가 어디 있어요! 주인을 문 개가 나쁜 것 아녜요?" 하는 식인 것이다.

상대가 옳다는 이야기가 아니라, 그 상대의 특성에 맞추어 상황에 대처할 수 있는 능력과 적응력, 순발력을 자기 스스로가, 자신을 위해 키워나갈 책임이, 바로 자기에게 있다는 이야기인 것이다.

그리고 그런 것이 '능동적인 적응'이라는 것이다.

"더러워서! 관둬! 안 살면 그만 아냐!"라면서 아예 판을 깨는 한이 있어도 나는 그냥 내 성격을 고수하고, 상대에 대해서는 상대가 성격 고치기만을 기다리는 것이 적극적이고 능동적인 것이 아니라,
내가 주도권을 가지고 자기 자신의 변화를, 상대의 변화를, 상황의 변화를 바람직한 방향으로 이끌어 내는 식의 '능동적 적응'이어야 한다는 의미인 것이다.

내 인생에 있어서 너무나 중요한 사안이고, 너무나 힘겹고 괴로운 사안이라고 말은 하면서도, 막상 그 대응 대처에 투입되는 관심과 배려와 에너지는 상식 수준에 머물러 있다면, 바라는 변화와 결과가 결코 일어날 수 없다는 것을 깨달아야 한다는 것이다.

아내를 때리거나 남편을 때리는 사람이 있으면, 그것은 이유가 무엇이든 정당화될 수 없는 일이겠지만,
그것은 때리는 사람에게 해당되는 이야기이고,
맞는 사람 또한 맞을 짓을 하지 말아야 하는 것이다.

맞을 만한 잘못을 범하지 말아서 맞지 않을 수 있어야 된다는 이야기가 아니라,
지각없는 개가 주인을 먹이 먹을 때 얼쩡거린다고 무는 것처럼,
사람의 모습을 하고는 있으면서도,
사람이기 때문에 오히려 개만도 못한 나쁜 사람이,

자기 생각만이 옳다고 생각하고 자기만 챙기는 이기적인 사람이,
  자기가 하는 행위가 얼마나 잘못된 것이고 자신에게 인생을 다 바쳐 헌신하는 상대에게 얼마나 큰 상처를 주고 있는지, 얼마나 마음을 아프게 해주는 것인지 조차 알아채지 못하는 어리석기 짝이 없는 사람도 있을 수 있어서,
  그런 사람에게 때릴 수 있는 핑계거리를 만들어 주지 않는 슬기가 필요하다는 의미인 것이다.

  또 하나는, 내가 중요하다고 생각하는 일에, 그 중요성에 걸 맞는 관심과 배려와 변화를 일으킬 수 있는 구체적인 노력이 있어야 한다는 것이다.

  여러 가지 이야기를 나누었다.
  다른 환자의 경우에서도 이런 이야기를 하다 보면, "왜 때리는 남편이 문제지 날 보고 뭘 또 어떻게 하라고 그래요? 왜 나만 야단치세요?"라면서 오히려 불평하고, 의사가 남편 편들어 주는 것으로 오해하고, 맞을 짓 하지 말라는 소리를, 때려도 되는 경우가 있다는 소리로 왜곡해서 받아들여 화를 내는 경우도 있는데, 이 분은 고개를 끄덕이며, 자신이 진짜 신경 써서 바꾸고 키워나가야 할 점이 무엇인가를 생각하는 모습을 보이는 것이었다.

  감사한 노릇이다.
  환자를 위해 한다고 하는 이야기이지만, 잘 안 받아들이고, 못 받아들이는 경우가 많음을 생각해 볼 때, 고맙고 뿌듯한 마음이 들었

다.

틀림없이, "남편이 왜 내 생각에는 별것도 아닌 사소한 일에 잘 삐치는 것일까?" 하는 이유를 찾아내실 수 있으리라 기대해 본다.

그 이유 중 한 가지는 면담이 진행되는 중 발견할 수 있었다.
항상 아이들보다 우선순위가 밀린다고 느끼면서 울분과 불만에 가득 차 있는, 가장이고 가정경제를 책임지는, 식구들을 먹여 살리는 자가, "나 좀 알아주라! 관심 좀 갖고 내 얘기 좀 우선적으로 신경 써주라!"라고 외치는 소리를 듣고 헤아리게 된 것이 그것이었다.

그리고 또 한 가지 추가적인 소득은, 건강한 남편의 왕성한 성욕에 대하여, 남편이 그렇다는 것을 알기만 하고 있을 뿐이지, 그런 남편의 Sex Partner인 자신의 태도에 대해서는 별 생각 없이, 자신은 별로 원하지 않아 미온적이고 거부적인 태도를 고수해 왔고, "나는 그런 거 안 해도 괜찮다." 또는 "그것을 안 해도 참아줄 수 있다."는 식으로 오인하고 있던 것도, "혹시 영향이 있을라나?" 라는 생각을 어렴풋이 하게 된 것이었다.

당연히, "당신이 나를 때려도 될 만한 행동이라는 것은, 잘못은 없다!"가 맞는 말이리라!
그렇지만, "맞을 짓은 있다!"라고 생각하면서, 조심스레 인간관계를 맺고 발전시켜 가는 것이 도움이 되지 않을까 하는 생각을 다시 한 번 해본다.

‘옳고 그름의 잣대’ 보다는, "현명하고 효율적인 것이 무엇이고, 어떻게 행동하는 것인가?"라는 기준이, 아주 많은 경우에 있어서 더 중요하고, 인간관계를 매끄럽고 효과적이게 만드는데 결정적 역할을 하는 것이다.

어느 한 가지 기준에만 얽매이지 않고, 때와 상황에 따라 적절히 대응 대처할 수 있는 성격의 유연성, 불의와 타협하는 것이 아닌 서로 다를 수 있음을 인정하고 효과적으로 대처할 수 있는 가치관의 확립이 중요하다는 생각을 해본다.

남편의 어리광, 아내의 이쁜짓

"애들은 아프고 나면 어려진다!"는 어른들의 말씀을 들었었는데, 나중에 배우고 보니 그런 행동은 '퇴행'이란 정신기제에 의해 설명될 수 있는, 아이들이 어려움에 부딪쳤을 때 나타날 수 있는, 아이들 나름대로의 생존전략의 한 형태란 것이었다.

이러 퇴행 현상은 비단 아이들에게서 뿐만 아니라 어른들도 병이 들거나, 가족 중 누군가가 중병이 들어 여러 가지로 스트레스 쌓이고 힘들게 되면 나타날 수 있다.

병원에서 환자끼리 소란이 인다거나, 간호사와 환자나 그 가족들이 언성을 높이고 섭섭해 하는 것들을 보면, "왜 주사를 빨리 안 뽑아 주냐!"라든지, "왜 뜨거운 물을 빨리 안 주냐!" 같은 조금만 참고 양보하면 별 문제 되지 않을 만한 일들도 문제로 대두되는 경우가 많이 있다.

이렇게 살면서 어떤 어려움에 처하게 되었을 때, 이전의 더 어린 시절로 돌아간다고나 할까, 나이와 처지에 맞지 않는 어린 반응을 보이는 것을 퇴행(退行)이라고 한다.

이 퇴행이란 현상은 병적 심리현상인 경우도 있지만, 또 한편으로는 지극히 정상적인 심리작용으로서 우리의 스트레스를 풀어주고, 활력과 살맛을 재충전하는 지름길이 되기도 한다.

이놈 저놈 육두문자 써 가며 호떡집에 불난 듯 시끄럽게 떠들며 소란을 떨던 한 무리의 신사들이, 회식 끝나고 신발 신고 헤어지면서 인사하는 것 보면, 언제 그렇게 난장판으로 떠들던 사람들인가 의심스러울 정도로, "정 원장 잘 가. 다음에 만나. 건강 조심하구."한다든지, "어이 김 교수, 세미나 잘해." 하고 격려하는 등, "아니! 이 사람들이 아까 그렇게 엉망으로 꼭 호떡집에 불난 것처럼, 장바닥의 애들처럼 떠들던 사람들 맞나?" 하는 생각이 들 정도로 점잖은 모습으로 원위치 되어 헤어지는 것을 볼 수 있다.

모임이 끝나고 돌아가면서 "모처럼 어린 시절 친구들 만나서 실컷 떠들었더니 스트레스가 싹 풀렸네. 다음 달에 또 나와야지!"하고 흐뭇함에 젖어들 수 있는 것이, 바로 퇴행이 난무하는, 그래서 매번 마누라에게 그렇게 늦도록 술 먹고 돌아다닌다고 혼나고 핍박받으면서도 기를 쓰고 참석하고야 마는, 어린 시절로의 회귀(퇴행)가 공인되고 허용되는 마당인 동창회인 것이다.

건강한 사회적 퇴행현상이라고 말할 수 있을 것이다.

'교수입네, 원장입네' 하며 점잖 떨고 사느라 억눌렸던 정서가, 한바탕 어린 짓거리를 통하여 우물 청소되듯, 청소되고 재충전되는 효과가 나타나는 것이다.

그러나 뭐니 뭐니 해도 이러한 퇴행현상이 가장 활발히 작동하고, 활용되고, 효과를 나타내고, 또 그래야 하는 인간관계는 부부 사이가 아닐까 생각해 본다.

남편은 아내에게 맘 놓고 어리광 부리며, 사랑받고 위로받고 보호받는 느낌을 통해, 어머니의 품과 사랑을 느끼면서 깊은 안정감과 평안함을 누릴 수 있게 되는 것이다.

하루의 피로가 풀리는 것은 보너스이고…….

"아니, 어른이 나이답지 않게 이게 무슨 짓이에요!" 하고 남편의 말도 안 되는 유치찬란한 어리광을 거부하면,

그 다음부터는 경직된, 재미 하나도 없는 점잖은 남편하고 평생을 살아야 하는 것이다.

"여보—ㅇ" 하고 다가오는 아내에게, "징그럽게 여보가 뭐야, 여보가! 아직 나이도 어리면서." 하고 본인이 신혼 초에 초대한 친구들 앞에서 아내의 애교스런 말씨를 면박준 것은 까맣게 잊고, "나는 평생 아내에게 '여보' 소리 한번 못 들어 본 못난 사람입니다!" 하고 고민하는 분이 있었다.

그분의 아내는 결혼 초에 자기가 어리광 부리며, 자기 딴에는 이쁜짓 한다고 남편에게 '여보—옹'라고 했다가 무안당한 것이 안 잊혀져, 그 뒤로는 도저히 그 '여보' 소리가 안 나온다고 말씀하고 계셨다.

"오늘은 꼭 '여보!'하고 부를 것을 약속 하겠습니다."하고 의사와 단단히 약속하고, 결심하고 서울로 올라가던 길에 교통사고가 났는 데, 아내를 보호하느라고 핸들을 자기 쪽으로 틀어서 자신은 한군데 도 안 다치고 남편만 그 자리에서 돌아가셨다고, 다음 면담 약속 시 간에 의사가 기다릴까 봐 연락하면서,

"그 말 한 마디가, 그게 뭐 어렵다고, 그깟 '여보' 소리 한 마디 못 듣고 그리 한스럽게 세상 버리게 했나, 너무 가슴 아픕니다!"하고 전 화해 주신 분 생각이 난다.

남편은 아내에게 어리광 부릴 권리가 있다!
남편은 아내에게 어리광 부릴 의무가 있다!
이 두 가지 권리와 의무를 적절하게 버무려서 발휘할 수 있는 슬 기를 터득할 책임도 남편에게 있다!
아내는 남편에게 어린양 부리고, 이쁜짓 할 권리가 있다!
아내는 남편에게 어린양 부리고, 이쁜짓 할 의무가 있다!
이 두 가지 권리와 의무를 적절히 버무려 발휘함으로써, 부부의 화 기애애함과 가정의 행복을 일구어 내는 슬기를 터득할 책임이 아내 에게 있다!

서로에게 어린 모습을 보이기도, 서로의 어린 모습을 잘 받아주기 도 하면서, 가정이 동창회보다 훨씬 더 재미있고, 세상살이에 힘겨워 밀려드는 스트레스가 확확, 팍팍 풀리는 곳이 되도록 노력하고, 이룰 책임과 특권이 부부 모두에게 있다는 것을 다시 한 번 되새겨 보아 야 할 것이다.

틱틱 거리는데 버틸 장사도, 바보도 없다!

대화를 나누다가 문득 이런 생각이 들었다.

"세월 이길 장사 없다더니, 틱틱 거리는데 이길 장사 없겠다!"라는 생각이 들어서, 환자에게 그대로 나의 생각을 그대로 말하였다.

지난 2년 동안 사귀고 있는 남자 친구에게 자기가 맨날 틱틱 거린다고, 그냥 일상사 이야기하듯 별 생각 없이 아무렇지도 않게 이야기하는 20대 후반의 여성에게.

깜짝 놀라는 표정이었다. 그냥 자기는 짜증나니까 짜증 낸 거구, 남자 친구는 좋아하는 여자 친구의 그 정도 짜증쯤이야 당연히 그냥 받고 지나는 것 아닌가 하고 생각했었던 것 같았다.

옆에 같이 와 있던 엄마가 그제야 한 마디 거들었다.

"그 아이가 참 착해요! 나 같아도 이런 애하고는 길게 못 갈 것 같아요!"

엄마를 한 번 눈 흘기더니, 나를 보면서 겸연쩍은 듯 웃으며 "생각해 보니 그렇긴 그러네요!"라는 것이었다.

한 마디를 보너스로 더 해주었다.

"그런데 죽기 살기로 맘에 들려고 노력하는 사람에게 안 넘어가는 사람도 없는 법입니다!" 하니 말귀를 알아들었는지 배시시 웃으며,

"네! 선생님!" 하고는 엄마를 흘낏 돌아본다.

아무렇지도 않게 틱틱 거리던 얘기하며, 남자 친구 원망하고 불평할 때는 미워 보이더니,

"네, 선생님!" 하면서 자신의 문제를 깨닫고 겸연쩍은 듯 엄마를 흘낏 보며 배시시 웃는 그 모습이, 그렇게 예쁘고 귀엽게 느껴질 수가 없다.

분명 같은 사람인데…….

나중 모습 같으면 누구나 다 좋아할 것 같은 생각이 들었다.

그 남자 친구가 사람은 같은 사람인데 저리도 예쁘게 변한 여자 친구의 모습에 얼마나 좋아할까를 생각하니, 내가 괜히 웃음이 나오고 기분이 좋아졌다.

그렇다!

"왜 사랑 안 줘?" 틱틱 거리면, 매(정 떨어짐, 등 돌림)가 나오고,

"훌륭합니다!"하고 칭찬을 베풀면, 사랑이 솟아 나오는 것이 인간관계 아닐까 생각해 본다.

익숙하고 이무로운 사이일수록, 내가 자칫 나도 모르는 사이에 틱틱 거리면서, 굴러들어 오는 복을 냅다 차버리고 있는 것은 아닌지,

"천만 조심해야지!"하는 생각을 해본다.

이쁜 짓

"이쁜 짓―" 하고 깔깔대면서, 이뻐 죽겠다는 듯 얼굴을 비비고 뽀뽀하며 자랑스레 드러내 보이는 별로 이쁘지 않은 아이를 보고 차마 이쁘다 소리가 안 나와,

"아이고! 고 놈, 눈도 참 크고 맑네!" 식으로 스리슬쩍 넘어가며 상대 기분을 맞춰준 경험이 누구에게나 다 있으리라.

별로 이쁘지도 않은 아이가 별로 이뻐 보이지도 않는 짓을 이쁜짓이라고 했을 때도, 그래도 그것이 이뻐 보이는 것은, 아니 적어도 미워 보이지 않는 것은, 그것이 이쁜짓이라는, 이쁜짓이고자 하는 마음이 담긴 행위이기 때문이리라.

평상시에 본인이 의도하거나 무심결이거나 이쁜짓 하는 아이와 별로 그렇지 않은 아이는, 같은 자식이라도 정이 가는 것이 사뭇 다른 것은 어느 부모나 공통적으로 느끼는 감정일 것이다.
그래서 본능적으로도 '배냇짓'이라는 것을 해서, 엄마의 긍정적 관심을 불러일으키게끔, 얼굴이 웃는 모습으로 찌그러지는 현상이 있

는 것이다.

이런 이쁜짓이 가장 필요한 경우는 부부 사이가 아닐까 하는 생각이 들었다.

30중반의 주부이다.
이런 저런 얘기 끝에 이쁜짓에 대해 이야기하며, 남편에게 이쁜짓을 무엇을, 어떻게 했나를 물으니 별로 생각나는 것이 없다는 반응이다.
원하는 반찬이 무엇인지, 이것 하려는데 생각이 어떤지, 이거하고 저거하고 둘 중에 오늘 저녁에는 뭐가 좋겠는지, 남편에게 물어서 해 본 적이 있느냐는 질문에, 결혼 10년이 넘는 동안 그런 질문, 그런 대화가 한 번도 없었다는 것을 그때서야 비로소 발견한 듯,
"어머! 어머! 그러고 보니 한 번도 물어본 적이 없네요!"하고 자기노 놀라는 것이었디.

"오늘 저녁에 원하는 것이 뭐─야앙?"하는 이쁜짓의 공격(?)을 받은 남편(아내)은, 이따가 퇴근 후에 있을 수 있는 여러 가지 재미있는 일들을 상상하며, 기쁘게, 힘 있게, 활력 넘치게, 괜히 뻥긋뻥긋 웃어 주위 사람들에게 놀림 당하며, 그 놀림마저 기분 좋게 만드는 요소로 작용하며 잘 지내게 되지 않겠는가.
"이따가 관연 얼마나 좋을 것이냐?"가 중요하다기보다는, 그때까지의 시간이, 과정이, 행복이란 보너스로 꽉 찰 수 있다는 것이 중요한 것이 아닐까 하는 생각을 하게 되었다.

"오늘 꼭 한번 해봐야겠네요!" 하고 웃으며 나가는 그 주부의 웃음이 나까지도 덩달아 기분이 좋아지게 만드는 전염력을 발휘하는 것을 느끼며,

"이쁜짓을 하려고 맘만 먹어도 이렇게 주위 사람까지도 행복하게 만드는 전염력을 발휘할 수도 있구나!" 하는 생각이 새삼 들었다.

"환자에게만 이쁜짓을 권하기만 할 게 아니라, 나도 이쁜짓 많이 많이 해서 사랑받는 남편이 되어야지!"라는 야무진 생각에 혼자 히죽거려 본다.

직원들 안 보게, 몰래! 히히히

"여보! 오늘 별일 없었수?"

부부라는 인간관계를 잘 맺고 좋게 만들기 위해서는, "요것이 나에게 얼마나 잘 하나?" 하고 상대방의 행동과 반응과 마음 씀씀이를 채점하고 평가하는 그 시간에,

상대를 북돋우고, 상대가 살찌고 건강해 질 수 있도록 관심 갖고 배려하며 풀 뽑고 물주는 농부가 되어야 한다.

아내가 오늘 원하는 것이 무엇인지?

남편에게 오늘 어떤 문제가 있는 것은 아닌지?

내 얘기하기 전에 상대에 대한 관심을 묻고 표현하는 것이 중요하다.

"여보 오늘 별일 없었수?" 하고 등 다독거려주며 묻는 퇴근길의 관심어린 남편의 말 한 마디는, 천 냥 빚 갚는 효과 정도가 아니라, 상대가 자신의 인생을 다 바쳐 나만을 사랑하고, 나만을 위해 평생을 헌신하게 만드는 결과를 가져 오게 되니, 실로 엄청 남는 장사(?)가 아닐 수 없다.

"매도 먼저 맞는 게 낫다!"는 말이 있다. 맞는 말이다!

먼저 맞고 들어와 앉아 있으면, 평소에는 점잔 빼던 놈들이 늦게 맞으려고 뒤로 비실거리며 피하고, 맞으면서는 온갖 우거지상으로 신음을 참으며, 꼭 연탄불 위의 오징어 뒤틀리듯, 허리 비틀고 엉덩이 주무르는 것 보면서 웃음이 나올 수도 있지만,

이리 저리 삐지며 뒤로 물러서면서, 어떡하든지 늦게 맞으려 뒤로, 뒤로 피하는 애들은, 다른 친구들의 웃기는 포즈를 보고도 웃음보단 공포심이 더 크게 작동하는 법이다.

내가 경험해 보니까 틀림없이 그런 것을 알 수 있었다.

'관심의 표현'은 먼저 하는 사람이 웃을 수 있는 정도가 아니라, 행복과 보람과 사는 맛을 더 먼저, 더욱 많이 느끼고 가질 수 있는 것이다.

먼저 관심을 표현하고, 먼저 사랑을 표현하는 것이, 엄청 남는 장사(?)의 비결임을 깨닫고, 대인관계에 있어서 관심과 사랑의 표현을 먼저 하기 위해 열심히 노력하는 길만이 무병장수의 지름길임을 명심해야할 것이다.

칭찬까지 겻들이면 금상첨화이리라!

그의 남편은,
그의 아내는,
"나보다 마누라 잘 만난 사람 있으면 나와 보라구 그래!"
"나보다 시집 잘 간 사람 있으면 나와 보라구 그래!"
꿈속에서도 외치리라!

"일주일에 몇 번이 정상이죠?"

"30대는 일주일에 몇 번이 정상이에요?"

뜬금없이 생방송으로 전화 상담프로를 진행하고 있는데, 젊은 여성이 전화하여 다짜고짜 하는 질문이다.

생방송의 특성상 순발력 있게 상황을 처리하지 못하고 버벅거리게 되면 방송사고임과 동시에 망신살이 동네방네 뻗치게 되는 것이다.

대충 짐작은 갔지만, 느닷없이 본인만 아는 소리를 뜬금없이 하지 말고 사연을 천천히 자세히 말해 보라고 말하니 머뭇거리며,

"이런 얘기 방송으로 해도 될지 모르겠지만요……" 하면서 털어놓는 이야기가,

30대 중반의 건강한 여성 같으면 일주일에 부부가 잠자리를 몇 번쯤 갖는 것이 정상이냐고 묻는 것이었다.

그러면서 털어놓는 내용은 다음과 같았다.

남편은 30여키로 떨어진 근교의 건설현장에 근무하고 있고, 자신은 아이 둘 키우며 직장 다니고 있는데, 남편이 그 현장의 책임자라

매일 퇴근을 못하고 주말부부로 지내고 있다는 것이었다.

따라서 토요일만 기다리며 살고 있는데, 언젠가부터 남편이 피곤하다면서, 매주 오던 것이 한 주 두 주 걸러지게 된다는 것이었다.

나는 남편만 간절히 기다리고 있는데 안 오면, "이 사람 이거 30대의 건강하고 왕성한 나 같은 아내를 이렇게 독수공방으로 방치해도 되는 거야? 이거 남편 맞아?"라는 생각이 들면서, "오기만 해 봐라!" 하고 칼을 갈고 기다리는데, 어떤 때는 왔어도 피곤하다면서 혼자서 먼저 곯아 떨어져 잠들어 버리는 바람에 약 오르고 신경질 날 때가 있는데, 어떻게 하면 좋겠냐는 것이었다.

결혼을 일찍 해서 아이들은 둘 다 초등학교에 다니고 있다고 하였다.

부인도 차를 가지고 출퇴근하는 분이니까, 30여키로 정도면 부인이 남편 있는 곳을 찾아가 보면 어떻겠냐고 하니, 깜짝 놀라면서 한 번도 자기가 남편에게 갈 수 있다는 생각은 해본 적이 없고, 아이들도 있으니까 으레 남편이 오는 것으로만 생각했었다고 말하는 것이었다.

아이들은 일주일에 하루 정도는 아이들끼리만 있어도 괜찮을 것도 같다면서, "무슨 배짱으로 나 같은 아내를 독수공방시키나?", "이 사람 내 남편 맞나?" 하는 생각만 들어, 막힌 길 앞에 주저앉아 있는 느낌이고 앞이 깜깜했었는데,

"요렇게 돌아가는 수도 있었군요!" 하면서 전화를 처음 걸었을 때와는 사뭇 다른 밝아진 목소리로 이야기를 마무리했다.

고정관념은 참 무서운 것이다.

따라서 이 고정관념으로부터 벗어날 수 있는 능력과 요령을 터득하고 확보하는 것은 대단히 중요한 것이다.

부부는 누가 돈을 벌어야 정답인가?

밤에는 누가 누구에게 가서 시동을 거는 것이 정답인가?

고정관념에 사로잡혀, 당연히 누릴 수 있고, 누려야 하는 삶의 기쁨과 기회를, 나는 놓치고 있지는 않은지 스스로를 돌아보아야 할 것이다.

신혼부부에게 준 덕담(德談)！ ― "싸워라! 그것도 열심히!"

"잘 먹고 잘 사세요!" 옆에서 듣고 있던 병원 직원들이 막 웃는다. "최고 좋은 말씀이네요!"라면서 작별 인사를 하려고 모두 일어섰다.

인사하고 나가려는 신혼부부에게 나의 특유의 버릇이 발동하여 한마디를 더 해주었다.

"특별 기념으로 덕담 한 마디 더 해 줄게요. 안 싸우려 하지 말고 싸우세요, 싸워도 열심히 싸워야 됩니다!"

좋아 죽겠어서 싱글벙글(딸만 낳으려는지)하던 신부가 눈이 휘둥그레져서 나를 쳐다본다.

여태 시집 못 간 것은, 못 간 것이 아니라 안 간 거라고 본인이 아무리 주장을 해도, 못 간 거라고 밖에는 생각할 수 없을 정도로 일에 미쳐(?) 있는 전문직 여성이다. 특수 검사 전문가라 우리 병원도 규칙적으로 검사를 의뢰하고 도움을 받곤 하던, 이제 낼 모레면 바야흐로 40을 바라보는 타칭 노처녀였다.

　원활하게 상부상조하던 나와의 관계가 언젠가부터 뭔가 모르게 잘 안 맞는 것 같고, 말할 만 하지는 않아도 뭔가가 편안하지 않은 듯한 느낌이 들어 알아보니, "이게 웬일인가?" 남자가 생긴 것이었다.

　전문직 여성에, 분석적인 일이 전문인 데다가, 상당히 깐깐 하달까 자기중심이 확실히 (곤두)서 있어서, 나하고 대화할 때도 한 마디도 지지 않는 것으로 보아서 "이 여자 시집이나 가겠나?"하고 생각했던 그 여성이 선 한 번 보고 뽕— 갔다는 것이었다.

　그러더니 결혼 준비네 뭐네 하면서 우리 병원에서의 일은 우선순위에서 사정없이 밀려나고 안면몰수까지는 아니어도 거의 그 수준 가까이 다다라, 내가 뭐라 불평하니 "그럼 나 시집가는 준비해야 되는데 어쩌란 말입니까? 저 시집가지 말란 말은 아니시죠?"라고 내 불평하는 입을 콱 틀어막고, 우리 병원은 내동댕이(?)치고, 시집갈 준비해야 한다면서 시집가기 두 달 전에 내빼버렸던 것이었다.

　바로 그 여성이, 그 첫눈에 반해서 우리 병원 정도는 사정없이 안면몰수도 마다하지 않을 수 있게 만들었던 그 문제(?)의 남성하고 부부가 되어, "이제 우리 병원은 상대도 안 할 참인가?" 했던 염려를 깨고, 신혼여행 다녀오는 길이라면서 맛난 떡을 한 보따리나 사들고 인사를 온 것이었다.

　늙어서(?) 만난 왕자님과 알콩 달콩 좋아지내느라 도끼자루 썩는 줄 모르듯, 우리 병원 정도는 연락 오려면 한참이나 걸릴 것으로 예상했었는데, 인사 왔다는 소리에 반갑기도 놀랍기도 한 마음으로 나가 보았다.

아주 좋은 인상의 남성이 정중하게 인사를 하는 것이었다. 참 좋으시게 생겼다고, 복 받았다고, 그 여성에게 남편 칭찬을 하니 '아내 칭찬 팔불출'은 저리 가라 할 정도로 입이 헤— 벌어지면서 그렇게 좋아할 수가 없다.

"부부란,
동거하는 것과 다르고,
더욱이 손님과 주인의 관계도 아니고,
서로 다른 환경에서 나고 자라 서로 다른 생각과 가치관을 가진 상태에서 성인이 된 뒤에 만나서,
지지고 볶으며 둘이 하나가 되어가는 관계인데,
부딪침이 없다는 것은 거짓이거나 아니면 삶을 같이 하는 부부가 아니거나인 것입니다!"

"부부가 된다는 것은,
둘이 하나가 된다는 것을 의미하는 것이고,
이것은 젓가락 한 가닥 옆에 젓가락 한 가닥이 더 있어서, 젓가락 한 짝이 되는 것 같은 상태를 넘어서,
둘이 말 그대로 하나로 융합(融合)되는,
서로가 서로의 가슴에 뿌리를 내려 뗄래야 뗄 수 없는 사이가 되는 것이고,
이것이 부부라는 인간관계의 본질이고, 그 하나가 되어 가는 과정이 부부생활이랍니다."

"부부라는 것은 원래 있는 것이 아니라,
남편이 되어가는 남편 재료가,
아내가 되어 가는 아내 재료가 있을 뿐인 것이고,
서로가 서로에게 바람직한 남편이 되고, 바람직한 아내가 되기 위
해 노력하며 살아가는 과정이 부부로서의 삶이고,
이것이 바로 부부라는 인간관계인 것입니다."

"그러니 진정 부부가 되고자 한다면,
서로 부딪치고, 갈등함이, 싸움이 없을 수 없는 법인데,
이때의 부부간의 싸움이 적과의 싸움과 다른 것은,
부부간의 싸움은 내가 이기고 내가 승리의 기쁨을 쟁취하기 위한
싸움이 아니라, 상대에게 기쁨을 주고 상대의 마음에 들기 위한 싸움
이라는 점인 것이랍니다."

"내가 이기면 상대를 기쁘게 만들려 했던 내 뜻이 이루어져 기쁘
고, 상대는 나에게 지는 바람에 할 수 없이 기쁠 수밖에 없어 기쁘고,
그래서 둘이 다 같이 기쁘며 서로를 더욱 가까이 하게 되고, 그것이
점점 더욱 더 커져서, 나눌 수도 없고 뗄래야 뗄 수 없는 부부라는
특별한 인간관계를 이루어 가게 되는 것이랍니다."

"그러니 싸우긴 열심히 싸우되,
상대가 뭘 원하는지를 제대로 연구하며,
제대로 바로 싸워야 하는 것입니다.
아마도 성경 말씀의 "돕는 배필이 되라!"는 말씀도 이런 뜻의 말씀

이 아닐까 생각합니다.”

“이만하면 덕담이 될 만합니까?” 하고 웃으며 남편에게 악수를 청하니, 환하게 웃는 얼굴로 “고맙습니다!” 하고 손을 마주잡는 것이었다.

다음에 만날 것을 약속하고, 새 출발하는, 선하게 생긴, 서로를 바라보는 눈에 사랑이 뚝뚝 떨어지는, 다소 늙은(?) 신혼부부를 배웅하고 돌아서며,

다시 한 번 부부라는 이 ‘특별하고도 축복받은 인간관계’에 대한 생각을 해본다.

부부란,
　　살아서는 마음으로 하나 되고,
　　죽어서는 몸까지 하나 되는,
　　영혼으로 영원을 함께 하는 ……

"행복 공격 포인트를 높여라!"

재미없고 무관심한 남편과 자상하고 배려심 많은 남자 친구 사이에서 갈등하며 가정으로 돌아가려 애쓰는 30대 중반의 여성이다.

모처럼 밝은 얼굴로 그렇지 않아도 큰 키에 잘 빠진 몸매를 더 뽐내듯 엄청난 미니스커트에 왕방울 썬 글라스를 쓰고 웃으며 방문해서는 "선생님 나 오늘 어때 보여요?" 하고 웃으며 묻는다.

뭘 물어봐도 얼굴도 안 들고 땅이 꺼져라 한숨 쉬며 겨우겨우 대꾸하던 사람이었는데, 분위기가 사뭇 바뀌어 힘이 넘치는 분위기다.

여러 가지 이야기, 호주에 있던 사랑하는 여동생이 모처럼 와서 기분이 풀릴 수 있었던 이야기를 나누다가, 먼저 꺼내지 않기에 내가 물어보았다.

"남편하고는 어떠셨나요?"

이렇게 물으니 그냥 열심히 참고 산다는 대답이었다. 화내고 짜증내고 틱틱 거리던 것을 꾹 눌러 참고 며칠을 보낸 것이 스스로 생각해도 대견한 듯 이야기하는 것이었다.

스스로 생각해도 성질나는 것 방어를 잘했다는 것이었다. 불행으로 빠져드는 것을 열심히 잘 막았다는 것이었다.

"참 잘하셨네요!"

칭찬을 해주니까 되게 좋아한다. 그 모습을 보면서 "그래도……"
하면서 든 생각이 있었다.

어느 축구 해설자가 하던 말이 떠올랐다.

"저 팀이 방어 하나는 기막히게 잘하는데, 그렇지만 방어 잘한다
고 어디 꼴이 나나요? 공격을 해야죠!" 효과적인 방어도 중요하지만
승리를 위해서는 효과적인 공격이 있어야 됨을 강조하던 것이 떠올
랐다.

그러니까 비싸게 팔리는 선수는 뭐니 뭐니 해도 공격 포인트가 많
은 선수들 아니겠는가?

불행을 방어하는 것도 중요하지만, 행복이란 골을 성공시키는 '행
복 공격 포인트'를 높이는 노력이 중요하지 않을까 하는 생각이 떠올
랐다.

환자의 말을 토대로 생각해 보면, 본인 말처럼 그런 남편을 사랑하
는 것이 쉽지 않은 일인 것은 분명해 보인다.

그러나 사랑하기 위해, 행복해지기 위해 노력하지 않을 수 없는 당
위성은, 그만큼 소중한 나의 인생을 불행해지게 그냥 놔둘 수 없고,
불행에 빠져들지 않는 정도로는 안 되고, 그럼에도 불구하고 행복한
나로, 나의 인생으로 만들어, 승리하는 삶, 성공적인 삶이 될 수 있도
록, 일구고 가꾸어 갈 책임과 권리가 나에게 있기 때문이란 생각이

들었다.

　이런 의사의 의도를 잘 받아들이고 이해하려 노력하는 환자가 고마웠다.
　얼마나 '행복 공격 포인트'를 올리고 다음 방문 시에 자랑스레 이야기할까 궁금한 마음에 다음의 면담 시간이 기다려진다.

　"분명한 것은 내가 지금 행복하지 않다는 것입니다!"를 단호하게 이야기하며,
　스스로 자신의 행복한 삶을 위해 한 것이 무엇이냐는 의사의 질문에, "그걸 왜 내가 해야 되죠? 그건 남편이 해야 하는 것이 아니던가요?"를 당당하게 외치던 어느 30대 후반의 여인이 생각난다.

그런 남편, 그런 아내는 없다!

나를, 내가 필요로 할 때, 내가 원한 대로, 원하는 만큼, 나를 이해해 줄 수 있는 남편은 없다.

나를, 내가 필요로 할 때, 내가 원한 대로, 원하는 만큼, 나를 이해해 줄 수 있는 아내도 없다.

내 맘에 백 퍼센트 드는 남편이란 원래 존재하지 않는다.

내 맘에 백 퍼센트 드는 아내도 원래 불가능한 존재이다.

남편이 나에게 관심을 갖고 나의 속마음을 이해할 수 있게끔, 노력을 통하여 남편을 감동시키는 아내는 있을 수 있다.

아내가 나를 진정으로 사랑하고 나만을 마음에 품을 수 있도록, 노력을 통해 아내를 감화시킬 수 있는 남편은 있을 수 있다.

성경에서는 이보다 더 높은 기준을 말하고 있다. 노력을 통하여 상대가 나를 좋아하게 만드는 정도를 넘어서, 노력을 통하여 상대의 마음에 드는 돕는 배필이 되라고 말씀하고 있는 것이다.

저절로, 결혼함으로 으레 만날 수 있는, 마음에 드는 남편이나 마음에 드는 아내는, 그리스 신들이 노니는 높은 뫼의 정상이나 제우스 신전에 가면 혹시 있을지 몰라도, 보통의 평범한 사람들이 사는 산기슭에서는 만날 수 없는 대상인 것이다.

참다운 부부가 된다는 것은, 천상배필을 재수 좋게 만나서 될 수 있는 것이 아니라, 기슭에서 만나 산을 함께 오르며, 이런 일도 만나고 저런 일도 겪게 되면서, 그럴 때마다 서로에게 도움이 되고, 마음 써주는 상대에게 감동하고 감화되며, 차츰 서로를 구분지어 놓고 있던 벽이 녹아지고 허물어져, 그 마음의 경계가 없어지고 하나 된 듯 아픔이나 기쁨이 함께 느껴지는 지경에 이르는, 동반(同伴)의 길이고 반려(伴侶)의 길이며, 삶의 여정을 통해서 하나 됨을 일구어 가는 융합의 길을 가는 것이 아닐까 생각해 본다.

생사고락을 함께하며 동고동락하고, 상대가 나에게 있어서 나 자신 보다도 더 필요하고 소중한 존재로 변화되고 정제되어 가는 과정이 결혼생활의 나날들이 갖는 중요한 의미 중 하나인 것이다.
꼭 붙어 있어 살아남는데 서로 큰 도움이 되던 나무들이, 결국은 둘이 하나로 껍질을 같이하게 되듯,
서로의 마음이 얽히고 설켜 이것이 너인지 저것이 나인지 모르겠는 지경에 이르러, 영혼이 하나 된 듯 서로를 소중히 여길 수 있게 되어가는 인생노정이 결혼생활인 것이다.

30대 중반의, 다른 남자의 집요한 결혼 요구를 피할 목적으로 지금

의 이 남자를 남편으로 서둘러 택하고, 잠자리는 "일 년에 두세 번 쯤 했나?"일 정도로 생각도 가물가물하고, 성적인 면에 대해서는 "몰랐는데요?"가 대답의 다인, 그래도 나름대로는 그런 것을(누가 더 문제인지는 아랑 곳 없이) 불평(?)하지 않고 순종적이려니 했으나, "내가 바로 이 사람의 아내이구나!"라는 생각은 별로 해본 기억이 없다고 말하는 주부가, 남편의 무뚝뚝하고 의사 표현을 해도 꼭 내가 무서워하고 싫어하는 스타일로 하는 것을 불평하며, 한 마디로 남편이 마음에 들지 않는다고 호소하는 것을 가지고 대화를 나누며 든 생각이다.

내가 아내이고자 하는 마음은 애초에 없었고, 돕는 배필이고자 하는 노력이 아예 없었다는 것을 스스로 감지하거나 인식조차 못하고 살아 왔으면서도, 이제 결혼생활을 한 지가 어느덧 십 년이 다 되어가는 데, 이쯤이면 아내의 마음을 알아채고 이해할 만할 텐데도, 별로 그렇지 못한 남편이 원망스럽고 정 떨어진다는 이야기를 들으며 든 생각이다.

진실하고 성실하게 보이는 여성으로부터, 준비하지 않고 깊은 통찰 없이 인생에 부딪치고, 남녀의 문제에, 부부라는 인간관계의 굴레에 얽혀들면서, 목숨 걸고 준비한다고 했어도 어려울 수밖에 없을 만한 것을, 그냥 아무 생각 없이, 그냥 단순히 "어떻겠지, 어땠으면 좋겠다!"라는 정도로 신중치 못한 생각만으로 임했을 때 필연적으로 만나고 겪을 수밖에 없다고 생각되는 문제들에 대한 이야기를 나누며 든 생각이다.

삶을 편리하게 해 주는 지식이나 기술을 가르치고 배우는 것이 넘쳐나고, 그런 조건을 서로 비교하며 좋은 조건끼리의 짝짓기가 마치 대단한 성과이고 성공인 양 여겨지고 주장되는 것이 작금의 현실이라지만, 진정으로 중요한 것은 우리의 삶이 보다 본질적으로 인간다울 수 있고, 보람과 가치를 일구고, 느끼며, 행복한 삶을 영위할 수 있게 만드는 지혜임을 다시 한 번 생각해 본다.

필요한 것은 주장이 아니라, 감동이다!

"쉴 것 다 쉬면서 편의점을 어떻게 하냐?"고 주장하는 남편과,
"사람이 쉬지 않고 어떻게 일만 하고 사냐?"를 주장하는 아내가,
똑같이 내 얼굴만 바라보고 있었다.
나는 두 사람 얼굴의 중간에다 대고 이렇게 말할 수밖에 없었다.
"자기주장만 하지 말고 상대를 감동시킬 연구를 해 보세요!"

따로 들으면 두 사람 모두의 의견이 나무랄 데 없는 백번 옳은 말이었다. 다만 자신의 생각이 옳으니까, 자기주장을 끝까지 밀어 붙여 상대를 이기려고만 하기 때문에, 대화는 단절되고 일방적 통보만 난무하게 되는 것이다.

대화는 감정을 다스리는 양약이다.
그리고 듣는 지혜가 말하는 지혜보다 높다는 것을 알아야 한다.
문제가 생겼을 때 상대의 말에 귀를 기울이지 않고 자기주장만 일방적으로 통보하다보면 상대의 성질만 돋우게 되고 설전이 되고 마는 법이다.

부부가 둘 다 서로가 그리 틀린 말을 하고 있는 것이 아니라는 것을 인정은 하면서도, 막상 이야기가 전개되면 대화가 제대로 진행이 안 되고 싸움처럼 언성만 높아지는 것이다. 진료실에서도 이러니 집에서는 어떨지 안 봐도 상상이 간다.

두 분 모두에게 각기 주장하는 목적은 잘 살자는 것이고, 지금 다투는 것은 그 잘 사는 방법에 있어서의 선후를 가지고 둘 다 자기주장만 일삼고 있다는 점과, 그러다 보니 잘살기 위한 방법 가지고 싸우느라 정작 중요한 부부간의 화합은 깨뜨리고 있음을 지적해주고, 다음 만날 때까지는 "무슨 말을 어떻게 상대에게 말할까?"가 아니라, "무슨 말로 어떻게 상대를 감동시킬까?"를 연구해 오라는 과제를 주고 면담을 마쳤다.

감동경영의 시대라고 했던가?

포스트모더니즘의 큰 특징 중 하나가 감성중심의 모드라고 했던가?

감성과 감동에만 너무 쏠려서, 원칙과 본질과 바름이 상실되고 말초적 만족에만 너무 치우치는 것이 문제이지, 기본적으로 인간관계는, 특히 밀접한 인간관계일수록 상대의 감성을 자극하고, 감동을 나누며, 감각의 일치를 위해 노력하는 것이, 이론적으로 옳고 그름을 따지는 것에 우선하여 고려되어야 하는 게 아닌가 생각된다.

상대에게 나의 주장을 관철시키려 하기 이전에 상대에게 감동을 주는 효과적인 나의 모습을 보여줄 수 있다면 가정과 사회가 훨씬 건강하고 살만해지지 않을까?

"등 긁어주듯 해보시면 어떨까요?"

어느 30대 남편이 털어놓은 고민이다.

"아내하고 뭔가 안 좋은 일이 있을 때는 소원해지고 말을 안 하게 됩니다. 차라리 한바탕 싸우는 것보다 나쁜 것 아니겠습니까?"

그러다 보니 스킨십도 멀어져서 요즘 아내를 가까이한 지가 꽤 되었노라고 말하는 것이었다.

그러니 이럴 때 어떻게 하면 좋겠냐는 질문에

"지성을 들여야 됩니다. 그러면 하늘도 감동한다는데, 어떻게 안 되겠습니까?"

"그 말씀은 알아듣겠는데 구체적으로 어떻게 해야 되는지 구체적인 방법을 가르쳐 주십시오."

"상대방의 등을 긁어주듯 해보세요!"

그리고 이렇게 덧붙였다.

"암만 정성을 다해 열심히 긁어도 핀트가 어긋나 가려운 옆자리만 긁으면, 손톱 밑에 때만 끼고 칭찬은커녕 원망만 듣게 되지요.

어디가 어떻게 가려운지를 알아서 정곡을 찍으면, 살짝 건드리는 정도만 가지고도 시원해 죽겠다고 콧소리를 내며 흐뭇해하지요. 이런 경험은 누구나 흔히 해보는 일 아닙니까? 그러니 먼저 상대가 무엇을 요구하는지를 정확히 파악하고 대처하도록 노력해 보세요."

문제의 핵심은 관심의 초점이 어디에 있느냐가 아닐까 생각해 본다.

진정으로 상대를 위하여 정성을 다해 배려하고 있느냐의 문제가 아닐까 생각해 본다.

진정으로 나의 보람이라고 생각하며 하는가, 너에 대한 적선이듯 해주는가의 문제가 아닐까 생각해 본다.

나는, 대인관계, 특히 부부라는 인간관계에서, 남편으로서의 삶을, 아내로서의 삶을 살고 있는가 아니면 살아주고 있는 것인가?

남편 또는 아내의 역할을 하고 있는가 아니면 해주고 있는가?

상대를 항상 챙기지 않으면, 상대에 대한 배려와 관심이란 화살표의 방향을 끊임없이 수정 보완하지 않으면,

그 끝이 자동적으로 나를 향하게 되는 것은 지극히 당연한 자연의 법칙인 것이다.

자연의 법을 넘고 극(克)하여,

너를 위한 삶, 우리를 위한 삶이 되는 길은,

지성(至誠)이면 감천(感天)이듯,

'되는'이 아닌, '하는' 노력이 중요하다는 것을 대화중에 다시 한 번
깨닫고, 되새기게 되었다.

   정성을 다해 열심히 살 것을,
   정성을 다해 열심히 사랑하며 살 것을 권면하였다.

부부금슬의 달인!

대장간에서 30년 심부름하면 베테랑 대장장이가 되나?
수영장에서 30년 물장구치면 베테랑 수영선수가 되나?
눈밭에서 30년 미끄럼타면 베테랑 스키어가 되나?

"남매 같은 사이인데 무슨 잠자리를 해요!"라며 남편이 도무지 마음에 안 들어 분노에 찬 결혼 25년차의 주부가, 부부간의 성생활은 어떤가 하고 묻는 질문에 대해서 한 대답이나.

남편이 남편 노릇 제대로 못한다는 것에 대해서는 분노에 가득 차 이야기하면서, 나는 정작 그 남편을 '싫어하는 오빠' 정도로 생각하고 있는 것이다.

"내가 잘못한 게 많죠. 25년간 직장관계로 항상 외지로만 돌았으니까요. 아내를 힘들게 한 내 책임이 크죠."

이렇게 말하는 남편과 대화를 계속하면 할수록 이 말은 단지 접대용일 뿐이고 실제 마음 속 깊은 곳에서는, "내가 직장 일로 이리저리 다닌 게 내 죄냐? 처자식 벌어 먹이느라 골 빠지게 고생하고, 직장서

스트레스 받고, 집이냐고 좀 쉬려고 하면 들들 볶아서 나도 무지 힘들었다. 지금은 아내가 힘들다고 난리니 내가 참을 수밖에 없어서 이러고 있는 거다." 라면서, 남편도 속으로는 쉴만한 곳으로 집을 만들어주지 않는 아내를 잔뜩 원망하고 있다는 것을 느낄 수 있었다.

아내를 자신을 편하게 해주는 사람(고용한?) 정도로 속으로 생각하면서, 정작 아내가 아내 역할 제대로 못하는 것에 대한 원망은 표현은 안 해도 속으로는 가득하고 부글거리는 상태인 것이다.

"지난 주 하고, 저 지난 주하고 원장님이 하라고 하셔서 적극적으로 부부생활 했는데, 지난 17—8년 동안 경험하지 못했던 만족이 있었습니다. 남편하고는 너무 깊고 넓은 갭이 생겨서 내 마음이 어름처럼 차가워져서 도저히 그럴 수 있으리라 생각하지 못했었는데, 적극적으로 서로를 위해 노력하고 모처럼 만족스런 성관계를 갖고 났더니 어름이 녹아내리는 봄처럼, 눈만 뜨면 남편 생각에 부글부글 치솟던 화가 사라지고 미운 감정도 느껴지지 않는 것 있죠?"

그러면서 신혼 때 말고는 그렇게 적극적으로 부부생활에 임한 기억이 별로 안 난다고 말하는 것이었다.

많은 경우에 부부간에 재미있고 즐겁고 행복하고 성적으로도 만족스러웠던 것은 신혼 초기였을 뿐, 살아가면서, 시간이 가면 갈수록, 서로에 대한 이해가 깊어지고 사랑이 무르익고 성적으로도 만족하다고 하기보다는, 점점 시큰둥해져 간다고 고백한다. 그리고 그것을 당연한 것처럼 말하는 경우가 많다.

상담하러 온 사람에게, "사는 맛이 난다!"고 말할 수 있도록 익숙해지고, 능숙해지려고, 전문가가 되려고, 베테랑이 되려고 노력은 해 봤냐고 물어보면, "별 것을 다 묻고 있네!"라는 표정이면서도,

결국은 상대가 베테랑이 아닌 것을 탓하고, 내가 베테랑이었을 때 나 느낄 수 있는 만족과 보람을 원하는 모습을 보이곤 한다.

나는 베테랑 아내이고자 하는 마음이 아니면서, 남편은 말 안 해도 알아서 아내의 아픈 마음을 달래줄 수 있는 베테랑 남편이지 못한 걸 탓하고 있는 것이다.

나는 베테랑 남편이고자 하는 마음이 아니면서도, 집은 나의 피로를 내 식대로 풀고 쉴 수 있는 곳일 수 있어야 한다고 생각하고, 아내는 하루 종일, 일 주 내내 애들 등쌀에 고생고생 하다가도, 일주나 이 주 만에 들어오신(?) 남편님(?)이 원하시는 대로 편히 쉬실 수 있게, 남편 필요를 충족시켜줄 수 있는 사람이어야 하고, 말도 안 걸고 손도 안 대고 안락하게 해주는 특급호텔의 도우미(?) 같은 베테랑 아내를 원하는 것이다.

"맨날 그게 그거지 뭐! 이젠 너무 익숙해서 남매 같은 느낌인데 뭘 어떻게 더 할 수 있겠어요!"하고 부부간의 성생활에 대해서는 시큰둥한 태도이면서도 베테랑들이나 맛 볼 수 있는 성적 만족은 은근히 기대하고 있는 것이다.

주방에 30년 들어앉았으면, 일류 베테랑 요리사 되나?

절벽에 기대고 30년 있으면, 일류 베테랑 암벽 등반가 되나?

부부라는 울타리 안에 30년 들어앉아 있으면 일류 남편, 일류 아

내, 베테랑 부부되나?

면담 초기에는 시큰둥한, 선생님의 의례로 하는 잔소리 듣고 있는, 공부하기 되게 싫어하는 학생의 표정과 태도이더니, 적극적인 마음으로 부부생활에 임했을 때 오는 변화를 경험하고 난 뒤에는 사뭇 이야기 나누는 자세가 달라진 것이었다.

자신의 삶에 대하여 어떤 조건의 미비로,

'그러니까' 오늘의 불행이 초래되었음을 설명하는 것이 중요한 것이 아니라,

'그럼에도 불구하고' 바른 방향을 잡고 최선을 다한 노력을 통하여 승리할 수 있었음을 간증하는 삶이어야 하는 것을 다시 한 번 경험하며, 이러한 나의 소회(所懷)를 함께 나누었다.

시간이 가면 베테랑이 되는 것이 아니라, 베테랑이 될 수 있도록 시간과 노력과 마음을 다 해야 하는 것에 대한 이야기를 나누었다.

그리고 거기에 축복이 더해질 때, 비로소 원하는 것의 다는 아닐지라도 비슷하게나마 될 수 있는 것이 인생인 것에 대한 이야기를 나누었다.

"이 나이에 뭘! 이제 와서 새삼스럽고 쑥스럽게!"가 아니라, 이 나이니까, 이제라도 남은 인생을 최고의 날들로 만들려는 노력을 게을리 하면 안 되는 것에 대한 이야기를 나누었다.

베테랑이 되고 베테랑이 누릴 수 있는 삶을 경험하는 것은, 원하기만 하고 왜 그렇지 못하냐를 탓해서 되는 일이 아닌 것에 대한 이야기를 나누었다.

부부가 없는 부부!

40대 중반의 주부가 남편과 함께 상담을 요청하였다.

자신들이 무슨 문제가 있는 것인지, 우리가 부부가 맞는 것인지를 좀 알고 싶어 왔다는 것이었다.

항상 어디든 같이 다니고, 무엇인가 할 때는 항상 서로가 서로의 옆에 있고 남들은 우리를 사이가 좋은 부부라고 말하는데, 이러면 사이가 좋은 부부인 것이냐를 묻고 있었다.

옆에 있기는 있는 것이 분명한데 옆에 있다는 느낌은 별로 없다는 이야기인 것으로 들렸다.

그리고 유일하게 온 가족이 함께할 수 있는 시간인 주말에는, 남편은 혼자만의 취미활동을 못 나가서 안달이고, 잔소리 하면 삐지고 돌아누워 등 돌리고 자고 말도 안 하고, 하겠다는 대로 그냥 놔두면 어김없이 주말은 나 홀로 지내고 남편은 실컷 놀다가 밤이 깊어서야 들어온다는 것이었다.

또 다른 30대 중반의 주부는 이 사람이 남편이 맞는 것인가를 묻기 위해 찾아왔다.

자기 남편은 자기가 한 마디 한 것은 반드시 내가 들어야 되고 지켜져야지 그렇지 않으면 견뎌내지 못한다는 것이었다.

"내가 말했지!", "다시!", "또? 다시!",

큰 마트에서 다른 사람들이 다 쳐다보고 있는 것도 아랑곳하지 않고 자기가 원하지 않는 행동을 하면 남들이 보던 말든 "다시!"라는 말을 큰소리로 반복하여 결국은 자기가 "여보! 미안해! 내가 잘못했어!"해야 일단 가라앉고 그 자리를 모면할 수 있다는 것이었다.

또 다른 경우는 40대 중반의 남편이 아내에게서 온 문자를 들고 찾아왔다.

"지난 8년 동안 옆에도 못 오게 하는 아내와 어떻게 하면 정상적인 부부로서의 성생활이 가능할까요?"를 문제로 내원한 이후 십여 년이 흐른 분이다.

문자 내용은 "왜 도둑질했나? 이 도둑놈아! 수당 떼어 먹은 것 토해내라!"는 내용이었다.

그 동안의 진료과정에서의 남편 말을 대충 정리하여 보면, 아내가 상냥할 때는 상당히 상냥하고 옷도 챙겨주고 그러는데, 저녁 차려주는 적은 거의 없었고, 현관 키는 자기가 출근한 동안에 번호 키로 바꾸고 번호를 알려주지 않아서 아내나 아들이 올 때까지 아파트를 배회하며 기다려야 한 적도 있었고, 어떻게 한 번이라도 안아 보려고 잠든 아내를 가만히 만지기라도 하는 날에는 부엌으로 달려가서 칼을 들고 나오는 식으로 반응하여, 어떻게 좀 해볼 생각은 엄두도 내지 못하고 꿈도 못 꾸고 사는 분이었다.

그리고 생각보다 많은 부부들은, 이러한 것들이 문제인 것조차 의식하거나 느끼지 못하고 ,느끼지 아니하고, 느낄 생각조차, 관심조차 없이 그냥 살아가고 있는 것 같다.

그냥 원래 있던 벽에 기대어 앞을 멍하고 바라보고 앉아 있듯이, 그냥 "있으니까 있나 보다!" 하며 무신경하게 그냥 "부부니까……" 하고 살고 있는 것 같은 사람들이 꽤 많다는 인상을 지울 수 없다.

"부인하고 친하세요?" 하고 물으면 깜짝 놀라는 표정을 지으며 "부부가 그냥 사는 거지 뭘 친하고 말고가 있어요?"라는 표정으로, 오히려 "부부한테도 친하다는 표현을 쓰기도 합니까?"라는 기상천외한 질문을 되레 해오는 경우도 있었다.

"남편하고 친하세요?" 하고 물으면 상당히 쑥스러워하며 조심스럽게 그러나 아주 단호하게 "아뇨!" 하고 답하는 부인들이, 웃으며 "네!"하거나 "그럼요!" 하는 경우보다 많아두 훨씬 많은 것이 나의 임상에서의 경험이다.

이런 부부가 진짜 부부인 것이 맞기는 한 것인가를 되묻지 않을 수 없다.

부부라는 인간관계는 인간과 인간이 만나서 만들 수 있는 모든 종류의 인간관계에 있어서의 특성과 속성이 녹아져 있는 인간관계가 아닐까하는 생각을 해본다.

대발이 아버지처럼 하늘같이 군림하는 남편도, 영원한 마음의 고향이고 지금은 아련히 잊혀진 어머니의 젖가슴과도 같은 따스함과

안정감을 주는 어머니와도 같은 아내도, 죽어라고 일해서 돈 벌어다
가 처자식 먹여 살리기 위해 목숨 거는 어찌 보면 마치 돈만 버는 기
계 같기도 한 남편도, 죽어라고 노예보다도 더(노예는 시키는 것만
하면 되지만, 아내는 알아서 해도 해도 부족하다고 욕먹기 일쑤인 것
이 사실이니까) 일하고서는 "수고했다! 고맙다!" 소리도 제대로 못
듣는 아내도, 힘들고 싫어도 섹스 파트너가 되어 주어야 하고, 서로
가 서로에게 만족시켜 줄 의무를 성실히 효과적으로 수행하지 않으
면 안 되고, 시큰둥했다가는 야단이나 맞고 핀잔이나 들어 자존심 상
하는 것을 넘어 모멸감을 느끼면서도, 막상 이의 제기하기에는 뭔가
께끄름해서 맘껏 불만을 드러내지도 못하고, 그러면서 죽기까지 운
명을 같이 하고, 죽은 후에도 영원히 한 곳에 묻혀 썩어져 드디어 한
덩어리가 되기까지 딴 소리도 할 수 없는 것이 부부라는 인간관계의
특성이고 속성이 아닌가 하는 생각을 해본다.

　노예일 수도 있고, 돈 버는 기계일 수도 있고, 시도 때도 없이 요구
하는데 "예스!" 외의 대답은 있을 수 없는, 이런 말도 안 되는 섹스
파트너일 수도 있는 이러한 관계가, 모멸감이 아닌 보람이고 사랑이
고 기쁨인 관계일 수 있기 위해서는,
　그 모든 행위와 역할 분담과 협조의 기저에 '돕는 배필'이고자 하
는 마음, 즉 상대가 나의 필요를 충족시킬 수 있는 자(者)이기를 바
라는 것 이전에, 내가 상대에게 필요한 자(者)가 되기 위한 마음과
실제적 노력이 있어야 한다는 것과,
　"대접받고자 하는 대로 남을 대접하라!"는 말씀처럼 상대를 내 삶
의 참된 동반자이고 동료이고 파트너로 대접하는 마음을 견지하며,

부부로서의 삶이 암벽을 오를 때 마치 둘이 한 줄기의 로프에 함께 매달려 있는 것과 그다지 다르지 않은 상태인 것을 깊이 인식하고, 상대를 마음 속 깊이에서부터 진정으로 인정하고 귀히 여기는 마음의 자세가 부부라는 인간관계의 바탕에 깔려 있어야 하는 것이다.

이런 마음이 바탕에 자리하고 있게 되면, 사랑하는 자신의 아이를 무등 태워주는 아버지는, 노예도 그와 똑같은 행위로 주인의 아들을 섬기겠지만, 노예로서의 굴욕감이 아니라 사랑하는 아들을 무동 태울 수 있음을 감사하는 마음일 수 있게 되고,

병들어 쓰러진 아내를 엎고 병원을 향하는 남편은 "다리 아파 죽겠는데, 종살이도 아니고, 하필이면 이럴 때 아파서 축구경기도 못 보게 사람 고생시키나!"가 아니라, 아내를 위해 그래도 엎고 뛸 수 있는 힘과 체력이 됨을 감사하며, 내 고생과 고통은 어디론가 없어져 버리고 아내의 아픔을 한 시라도 빨리 덜어줄 수 있기만을 바라는, 믿고 의지히고 사랑할 만하고 아내가 마음으로부터 우러나 자신의 인생을 의탁할 수 있는 남편일 수 있게 되는 것이다.

돈 버는 기계로서 자신을 인식하는 것이 아니라, 아내와 아이들의 한껏 기뻐하는 모습에서 고생해서 돈 번 참된 보람을 느끼고 행복한 마음으로 더욱 노력할 것을 다짐할 수 있게 되는 것이다.

문제는 방법이 아니라, 기본자세이다.

기본적인 마음의 자세가, "내가 남편으로서, 내가 아내로서, 돕는 배필이 되리라!"하는 마음과,

"내가 대접받고자 하는 대로 먼저 대접하리라!" 하는 마음을 먹고

상대에 임하고 있느냐, 아니면,

"너는 왜 내 필요를 충족시키지 못하고 빌빌대니? 이러라고 너를 아내로, 남편으로 선택한 줄 아니?" 하는 눈으로 보고 요구하며,

"네가 정 그렇게 대접받고 싶은 마음이 있으면 먼저 나를 감동시켜 봐야 할 것 아냐?"라면서, 탓하고 원망하고 비난하는 마음으로 상대를 보거나 자신이 무책임하게 저질러 놓은 부부라는 인간관계를 대하고 있느냐의 여부에,

진짜 부부로서 사는 삶인지,

허울로만 부부라는 이름의 신분을 입고,

동상이몽 가운데 허무한 삶 속을 헤매며,

주어진 귀한 삶의 기회만 낭비하고 있을 것인지가 달려 있다 할 수 있을 것이다.

다양한, 여러 어려운 경우를 접하며,

"나는 과연 부부라는 인간관계를 어떤 자세로, 어떤 각도에서 보고 있고, 얼마나 전심을 다하여 임하고 있나?"를 되돌아보게 된다.

제4장 :

우연한 만남(遭遇)

— 삶의 터에서 일어난 그대와의 만남은,
스쳐 지나가는 조우(遭遇)인가,
예비하고 계획된 필연(必然)인가?—

부정적인 말을 삼가는 데서 그치지 말고,
긍정적인 말을 하라!

상대를 화나게 만들지 않는 것에 머물지 말고,
상대를 기쁘게 해줄 수 있는 사람이 되자!

상대에게 불평하지 않는 사람에서 더 나아가,
상대를 칭찬하는 사람이 되자!

상대가 불행을 느끼게 만드는 사람이 아니라,
상대가 행복을 느끼게 만드는 사람이 되자!

사랑을 받고, 누림에서 더 나아가,
사랑을 하고, 나누는 사람이 되자!

생각 속의 사랑에 머무는 자가 아니라,
표현하는 사랑을 실행하는 자가 되자!

축복을 누리는 데 머물러 있는 사람이 아니라,
축복의 통로로서 축복을 나누는 자가 되자!

옆에 있어 불쾌감을 풍기는 사람이 아니라,
옆에 있어 살 맛 나는 향기를 풍기는 사람이 되자!
어둡고 우울한 분위기의 주도자가 아니라,
밝고 명랑한 분위기의 주도자가 되자!
패배하지 않음에 안주하는 사람이 아니라,
승리하는 삶의 주인공이 되자!
아침에 읽은 "부정적인 말을 삼가는 데서 그치지 말고, 긍정적인
말을 하라!"는 말씀에서 많은 것을 느끼고 새삼 이런 저런 생각을 해
보게 되었다.

있는 돈 깔고 누워 굶어 죽었다던 어느 어리석은 사람의 이야기처
럼, 승리하는 삶의 주역이 될 능력을 충분히 갖추었음에도 불구하고
스스로 그 능력 발휘하기를 포기하며 그것이 무슨 미덕이라고 점잖
게 앉아서 '안 행복(?)'의 도사 연(道士 然)하는 것은 어리석음 그 이
상도 이하도 아니라는 생각이 든다.
기적으로 나에게 주어진 오늘이라는 삶의 기회를 마주하며,
과연 오늘 나에게 어떤 일들이 벌어지고,
어떤 이들과의 어우러짐이 있을까를 기대하면서,
"누구든지 만나기만 해봐라! 내 기필코 그를 흐뭇하고 행복하게
해주고야 말리라!"라는 상상을 하며,
살아, 사랑을 행하는 즐거움에 젖어든다.

적절한 아부는 행복의 지름길이다!

내가 아는 군인이 한 명 있다.

"적절한 아부는 충성심의 발로이다!"를 항상 외치고 주장하며 이를 확실히 실천하는 군인이다. 생각해 보면 그 말이 맞는 것 같기도 하고 "그 군인의 상관은 참 맘이 편하겠구나!"라는 생각이 절로 든다.

일단 받은 명령은 100%라고 말하면 섭섭하다 할 정도로 확실하고 철저하게, 명령을 내린 상사의 의도에 딱 맞도록 애써 가며 임무를 완수하는 모습을 보기 때문이다.

그러나 그보다 그에게서 더 본받아야 되겠다고 생각되는 점은 '중간보고의 생활화'이다.

중간보고는 안 하면 잡혀가는 것은 아니지만, 제대로 적절하게 잘할 수만 있다면, 상대를 마음 놓이게 해주고, 관계를 매끄럽게 하고, 기다리는 사람의 마음을 편안하게 하여, 상대에게 있을 수 있는 불안을 원천적으로 잠재울 수 있기 때문이다.

'중간보고' 하니까 군대용어 같은 느낌이 들어 군인들만 해야 하는 것 같은 생각이 들 수도 있지만, 인간관계에서는 어느 곳에서나 어느 상황에서나 어떤 관계에서도 항상 존재하는 개념일 수 있으며, 삶의 승패(勝敗)를 가르는데, 사업의 성패(成敗)를 가르는데, 실제적으로 절대적인 영향을 발휘하고 있는 현상인 것이다.

정신과 전문의 과정을 수련 받을 때의 일이다.

우리 스승님은 "말도 안 돼!" 하고 나자빠질 만큼 어렵고 복잡한 논문을 준비시키시면서도 전혀 힘든 것을 안 알아주는 분이셨다.

새롭고 흥미로운 아이템이 눈에 띄기만 하면 "그것 참 좋은 논문이 되겠는데 자네가 그거 정리해서 다음 주까지 윤곽을 좀 잡아봐!" 하시곤 하였다.

그런 축복(?)을 하사받은 날이면, 다른 동료 의사나 간호사들이 "그러게 왜 출싹대고 옆에 바짝 서 있다가 폭탄을 맞았느냐?"며 측은한 눈으로 날 바라보곤 하였다. 그리곤 그래도 밤새워 가며 차트 정리하고 분석할 때는 다 같이 나서서 함께 밤새워 가며 도와주곤 하였다.

논문을 새롭게 준비하다 보면 통상 겪는 일이지만, 어느 정도 윤곽이 잡혀갈 때면 대부분의 경우에, 처음에 생각하고 예상했던 문제와는 또 다른 문제들이 대두되곤 하였다.

그럴 때, 아직 만족할 만한 분석결과가 나오지는 않았어도 일단 중간보고를 드리면서, 처음에 생각하지 않았던 이런 저런 문제가 예상된다는 것을 말씀드리고 새로운 방향을 지시해 주실 것을 건의 드리면, 사정없이 또 무지막지하게 일거리를 주시면서 나를 한 번 쓱 쳐다보시곤 씩 웃으시면서, "자네는 충청도 치고는 좀 빨라!" 하시며 흐뭇해하시던 스승님의 얼굴이 떠오른다.

그 바람에 "고생은 쬐끔 했지만, 고생한 것에 비해 배운 바는 엄청나고 말구!"라는 생각을 하며 항상 감사하는 마음으로 살아가고 있다.

시장가서 남편을 차 대기시키고, "잠깐 들어가서 금방 사갖고 올게요—ㅇ." 하고 가서는, 남편은 10분 정도 걸릴 걸로 예상하고 기다리는데, 7분쯤 지나서 "쪼끔 더 늦어지니까 그런 줄 아세용!"하고 전화로 미리 말해 주면(중간보고) 평화가 유지될 것을, 상대방이 기다리다 자기가 임의로 한 예상보다 늦어지면, 얼만큼 늦었느냐와 상관없이 짜증이 솟구칠 수도 있다는 사실에 대해 적절히 대비할 생각은 안하고, 그저 빨리 장부터 보고 나가려고만 허둥대다가 2—3분 더 늦어지면, 그날 저녁은 좋은 반찬의 위력보다는 기다리다 발생한 신경질의 효과가 너욱 확실하게 집인 분위기를 더스리게 되는 것이다.

이것이 중간보고의 효과인 것이다.

즉 중간보고는 상대에 대한 관심과 배려하는 마음의 시기에 맞는 적절한 표현이라고 말할 수 있다.

마치 때에 걸맞는 단비가 농부의 마음을 여유롭게 하듯, 중간보고는 인간관계의 신뢰도를 높이고, 그 관계에 기쁨과 만족이란 심리적 안정과 여유와 풍요로운 감정을 일구어 내는 지름길이고 특효약일 수 있는 것이다.

상대가 지금 원하는 것이 무엇일까를 생각하여 '전부 다'는 아닐지라도, 그 경과와 과정에 대하여 상대가 궁금해 할 만 한 부분에 대하여 미리 헤아려 궁금증을 해소시키는 것이 중간보고라고 생각할 수 있다.

작금의 나라 형편이 이처럼 어지러운 것도, 어떻게 말하자면 국민의 종복들이 주인들에게 중간보고를 충실히 하지 못한 결과가 아닐까 하고 생각할 수도 있는 것이다.
개인이나 단체 국가나 모두에게, 이 중간보고의 정신은 꼭 필요하다고 생각된다.

"평범한 소시민으로서 그냥 가정의 행복과 안녕만 있으면 되는데 그 무슨 거창한 발상이냐!"라고 말할 수도 있겠지만 개인일수록 더욱 이런 마음가짐이 중요하고 효과적일 수 있다는 의미이다.

마음에서 우러난 적절한 '중간보고(配慮)'는 사랑의 관계를 더욱 굳건하게 하고,
의심에서 일어난 적절치 못한 '중간확인(疑心)'은 불신을 더욱 키우게 되는 것이다.

전화를 아예 꺼놓고 늦는 남편이나, 전화를 깜빡 잊고 안 가지고 나갔다고 변명하기 바쁜 아내는, 공히 이 중간보고의 효과를 잘 활용하지 못하는 경우라고 할 수 있을 것이다.

충신과 간신의 공통점 중 하나가 바로 이 중간보고를 효과적으로

잘 한다는 점이라 말할 수 있다. 하나는 국가와 주군을 바른 길로 인도하고자 하는 충정에서이고, 다른 하나는 자신의 영달을 위해 주군을 이용하는 것이 다른 점이겠지만.

나는 아내에 대하여, 나는 남편에 대하여,
"시켜서……" 또는 "안 하면 시끄러워지니까."가 아니라, 상대의 마음을 편하게 해주기 위한, 상대를 진정으로 생각하고 사랑하는 마음으로, 중간 중간 상대에게 나의 관심을 표하고 있는지(중간보고), 적절한 아부(?)를 발휘하고 있는지, 되돌아볼 필요가 있음을 새삼 느끼게 된다.

적절한 아부는 행복의 지름길임을 확신하며 실행한 결과, 오늘 아침에도 또 칭찬 먹었다!
기분 좋은 아침! 오늘 하루도 행복할 게 틀림없다!

보람은 깨닫고 행하는 자의 것!

대인관계에서 불편을 겪는 경우를 대하다 보면 한 가지 재미있는 현상을 발견할 수 있다. 특히 부부간의 갈등이 있는 경우 더욱 극명하게 드러나기도 한다.

각각 따로 만나서 이야기를 나누다 보면 부부가 상대에 관해 호감도 있고 존경심도 있고, "보다 더 잘해줘야지!"하는 마음이 있는 것이 확실한데, 함께 모여 이야기하다 보면 의사와 단독으로 만났을 때와는 사뭇 다른 반응을 보인다는 점이다.

며칠 전 어느 부부가 부부싸움을 하고 찾아왔다.

남편은 "아내가 남편에게 잘해야 남편도 잘해 줄 것 아냐!" 라는 주장을 하고 있었고,

부인은 "그런 게 어디 있나? 남녀평등인데, 서로 똑같이 잘해야지! 그래야 나도 잘 할 것 아냐!"라고 주장하고 있었다.

한참 큰소리로 언쟁을 하다 보니 아이들한테 창피한 생각도 들고 그냥 저냥 화해는 했지만 아직 마음이 편하지는 않다는 것이었다.

둘이 똑같이 마주보고 있다가 "땡!" 하면 그때부터 똑같이 서로 잘 해주지 그랬냐고 하니 서로 쳐다보며 웃는다.

한 번 생각해 볼 필요가 있다.

사람은 나름대로의 보람을 느끼고 사는 것이 중요하다. 그런데 "상대가 나에게 잘해 주었기 때문에 나도 상대에게 잘해줬답니다!" 인 경우 과연 큰 보람을 느낄 수 있을까?

나는 영 잘 대하기 싫은데도 상대가 너무 잘해주니 어쩔 수 없어 서 잘 해주는 척이라도 하지 않을 수 없어서 잘 대해 준다고 할 때, 과연 보람을 얼마나 느낄 수 있을까?

보람이란 결국 스스로 우러나서 행동할 때 느낄 수 있는 것이지, 조건과 순서가 중요한 것이 아닌 것이다.

먼저 깨닫는 자가 먼저 행동하고,
먼저 깨닫고 행동한 자가 보람도 먼저,
더욱 풍성하게 느낄 수 있는 것이다!

벌통작전!

"사람은 사회적인 동물이다!"라는 말을 어려서부터 들어는 왔으나 그 말이 진정으로 의미하는 바는 잘 모르다가, 정신과 의사로서 인간 관계의 어려움으로 인해 삶이 황폐하게 되어가는 여러 가지 경우를 접하면서, 어려서부터 들어온 사람이 '사회적 존재'라는 말의 의미를 실감하고 있다.

인간관계가 원만하냐 그렇지 못하냐는, 그 사람의 인생이 성공적이냐 아니냐를 가르는 가장 중요한 요소라고 할 수 있을 것이다.
특히 부부와 같이 밀착되고 운명을 함께 하는 관계에 있어서는 더더욱 중요한 것을 경험할 수 있다.

문제는 인간관계를 잘 맺고 유지하는 것이 중요한 것이라는 사실은 누구나 다 알고 다 동의하는 바이지만, 구체적으로 어떻게 해야 이 인간관계를 원만하고 만족스럽게 이루어갈 수 있을 것이냐에 대해서는, 의외로 많은 사람들이 생각해 보지도 노력해 보지도 않고, 더군다나 교육과 훈련은 형편없이 모자란다는 사실이다.

사랑하면 사이가 좋을 줄 믿고,

사랑하면 사이가 좋아야 하는 것인 줄 생각하고,

사랑하면 사이가 좋은 것이 당연한 줄로 기대했는데,

그런데 "사랑하는데 왜 분위기가 이렇게 내 맘에 안드냐!"라며 상대를 원망하는 경우를 흔히 볼 수 있다.

행위가 없는 믿음이 죽은 믿음이듯, 인간관계에 있어서 사랑의 감정과 동시에 필수적으로 있지 않으면 안 되는 것은 바로 이 사랑을 뒷받침하고 완성에 이르게 할 수 있는 '사랑의 기술'이고, 관계개선의 의지(노력)이고 능력이며, 이 관계개선의 의지와 노력과 능력이 없는 사랑은 죽은 사랑이요, 죽은 관계와 같은 것이다.

즉 아름다운 인간관계를 맺고, 유지, 발전시킨다는 것은 마음먹으면 으레 생각처럼 저절로 되는 것이 아니라, 상대를 이해하고, 나를 이해시키고, 서로 다르고 차이 나는 부분들을 조화시켜 나아가는 '의지적 노력'과 '효과적이고도 효율적인 요령'이 반드시 필요한 것이다.

"날 사랑한다면, 내가 원하는 걸 들어줘야 할 것 아냐!"라고 주장하면서, 동시에 "날 사랑한다면서 내가 준 것을 감사하고 만족해하지 않고 뭘 더 바래!"라고 상대를 몰아붙여, 관계개선이 아닌 관계혼란과 관계악화, 관계파탄 속으로 빠져드는 경우를 진료 중 흔히 접할 수 있다.

"대접받고자 하는 대로 대접하라!"는 말씀처럼, 나는 상대에게 꼭 필요한 자가 되기 위해 진정으로 노력하고 있나, "왜 너는 이렇게도 내 맘에 안드냐!"라며 원망하고 있나, 스스로를 돌아보는 시간이 필요한 때라고 생각한다.

벌통은 조심하여 부드럽게 다루면 달고 맛있는 꿀을 제공해 주나, "왜 꿀이 안 나오는 거야!" 하고 걷어차고, 막 다루면 오히려 벌침의 공격을 받아 심할 경우는 목숨까지도 잃을 수 있다.

따라서 벌통을 다룰 때는 "벌통에서는 당연히 맛있고 달디 단 꿀이 나온다!"는 생각만 가지고 있어서는 안되는 것이다.

벌통에는 맛있는 꿀만 있는 것이 아니라, 그 맛있고 달콤한 꿀을 지키기 위해 목숨을 걸고, 독성이 강한 침으로 완전무장한 꿀벌들도 있다는 사실을 간과하지 말아야 하는 것이다.

그것을 망각하고 벌통을 함부로 다루는 것은 어리석은 짓이다. 그런 사람은 당연히 원하는 바를 이루지 못하고 실패할 수밖에 없다.

원만한 대인관계를 맺고 유지하기 위해서는 이와 같은 양면이 있음을 유념하고 조심스럽게 접근하여야 한다.

대인관계에 있어서, 그야말로 서로를 벌통 대하듯 기본적으로 조심스레 상대의 생각과, 감정과 처해져 있는 상황을 감안하여 대한다면, 설혹 기대하는 만큼의, 최상의 대인관계는 못 된다 할지라도, 적어도 나쁘지는 않은 차선의 대인관계는 가능할 것이다.

인생은 지금이다! 평균이 아니다!

먼 지방에서 환자로부터 전화가 왔다.

적어도 한 달에 한 번은 방문하던지 아니면 전화로라도 대화를 하면서 상의해야 치료가 유지될 수 있는 것이라고 했더니, 고맙게도 의사의 권유를 잊지 않고, 못 올 때면 어떻게, 어떤 생각을 하며 지내고 있다고 연락을 하고 자문을 구하는 환자였다.

20대 초반의 청년이 무기력하고 세상 헤쳐 나가기가 두렵다는 문제를 가지고 방문한 이래, 지난 24년간 하는 일 없이 그냥 떠오르는 상념 속에 머물고, 반추(反芻)하며, 떠돌이 신세처럼 있으면 먹고 없으면 추운 겨울 냉방에서 몇날 며칠이고 그냥 누워 있으면서, 자기 생각 속으로만 침잠해들며 살아온 사람이다.

신체적으로는 매우 건장하게 잘생긴 사람인데 어느덧 나이가 40 중반에 이르렀으니 장년이라 해야 맞을 것 같다.

움직일 마음이 없어 영하 10도가 넘는 겨울에 온기 없는 냉방에서 2,3일을 굶다가, 죽지는 못하고 약이라도 타먹어야겠다고 병원에 오던 그 사람은, 매사에 "나는 할 수 없어!"라는 의식에 얽매어 있었다.

그랬던 그에게서 오늘 아침 전화가 온 것이었다.

"선생님 그 동안은 내가 일을 할 수 없는 것이 신경성이라는 병 때문이라고 나 자신에게 설명해 왔었는데, 요즈음은 내가 신경성이라는 병이 없는 것은 아니지만, 그것을 너무나 크게, 나는 도저히 넘을 수 없는 산이로구나! 라는 식으로 생각해 왔던 것이 잘못된 판단이었다는 생각을 하고 있습니다. 요즘은 고물 값이 너무 떨어져 먹고 살기가 힘은 들지만, 그래도 일하는 보람을 느끼면서 하루하루 희망을 갖고 고물 주우며, 적어도 나 먹을 것은 손 벌리지 않고 해결하고 있습니다."

스스로 움직여 먹고 사는 일이 얼마나 중요하고 보람된 일인지에 대해 깊이 느끼고 있다는 말이었다.

어둠의 늪, 침체와 절망의 늪에서 벗어나, 밝은 쪽을 향하여 심호흡하며 큰 걸음을 내 딛는 자의 모습이 그려진다.

부정과 좌절의 굴레에서 벗어나 왜곡된 신경증적 생각을 극복하며 밝은 내일을 열어가는 자의 소망 가득한 얼굴이 보이는 듯하다.

변화가 비록 지금은 미약하지만 곧 창대해질 것이라는 믿음이 강하게 밀려온다.

인생을 바로 보고 바른 방향으로 바로 나아가기 시작한 그 모습에 뿌듯함을 느끼며 이 변화가, 이 움직임이 계속되어 장성한 분량에 이를 수 있게 되기를 기원한다.

그래서 그 새로운 삶을 시작하는 영혼에게 작은 마음이지만 힘이 되어줄 수 있으면 하는 마음으로 말해 주었다.

인생은 과거가 아니고, 지금이라고!
인생은 평균이 아니고, 지금이라고!

과거에 잘했어도 지금 잘못하면, 잘못 사는 인생이고,
과거에 잘못했어도 지금 제대로 잘하면, 잘 사는 인생이라고!

지금 바로 깨닫고, 지금 바로 섬이 중요하다고!

밝은 음성으로 더 열심히 살겠다고 약속하며 인사하는 그 분의 마
음에 항상 밝고 강한 열정이 지속될 수 있기를 기원한다!

수수깡 자존심＋강철 자만심＝?!

사십대 초반의 남자분이다.

영업과 관련된 일을 하는 분인데 항상 쉽게 화가 나고 별것 아닌 것 같은 일에도 걸핏하면 자존심이 상해 괴로워할 때가 많음을 호소하였다. 차를 몰고 가다 누가 새치기라도 하는 날에는, 그 분을 삭이느라 여러 시간을 씩씩거려야 하는 식이었다.

고객도 맘에 안 들면 차마 앞에서 욕은 못하고, 뒤에 가서 화내고 혼자 중얼거리며 욕하며 씩씩거리고, 그럴 때 행여나 누가 잘못 건들기라도 하는 날이면 초상 치르기 직전까지 갈만큼 난리가 나고, 그러면서도 그 고객과 거래를 성사시키고 유지해야 하니, 일이 저주고 일터가 지옥 같은 나날을 보내느라 고생하는 분이었다.

몇 번의 면담을 거치면서, 그 분에 대하여 좀 더 알아 가면 알아갈수록 놀라운 사실은, 그 분은 실제로는 실로 심성이 여리고 곱고 착하며, 더 중요한 것은 본인이 부드러워지려고 아주 열심히 노력하고 있다는 것이었다. 그런데 잘 나가다 삼천포라고, 맨날 뭐가 조금될 듯하다 가는 ‘도로 빵’이 되어서 신경질 부리게 되고, “에라이! 다

관둬!"하며 잘 쌓아가던 공든 탑을 무너뜨리기 일쑤였던 것이다.

본인도 자신의 그러한 면에 대해서 너무나 안타까워하고, 아까워하고 있었다. "쬐끔만 더 참을 수 있었으면 됐을 텐데!"하면서 후회하는 모습을 보이곤 하였다.

"다 잘 알면서, 왜 고걸 못 참으셨어요?"라고 물으니 그에 대한 대답이 "자존심이 상해서요."였다.

"마음에 안 든다!"와 "자존심이 상한다!"를 혼동하는 경우가 많은 것을 느낀다.

"무슨 자존심이 수수깡처럼 건드리면 부러지고, 찌그러지고, 상처 입고, 흔들립니까? 건들면 무너지는 것도 자존심입니까? 말 그대로 자존심이란 '내가 나를 존중하는 것'인데, 네가 몰라준다고 무슨 상관입니까? 자존심은 마치 강철 같아서 몽둥이로 때려도 끄떡없어야 되는 것 아닐까요?" 하고, 평소 잘 삐치는 성향으로 보았을 때 한바탕 부닞칠 사오를 하고 이야기를 하였다.

다행스럽게도 내 애기를 잘 받아들이고 바로 무슨 의도로 의사가 그렇게 애기했는지 이해하셔서 그날의 면담이 잘 진행된 적이 있다.

요즘은 수수깡이란 단어보다는 스티로폼이 더 이해하기 쉬운 단어일지도 모르겠다. 자존심은 스티로폼처럼 조금만 힘주어 만지면 금방 부러지고 부서지고 상처받는 것이어선 안 될 것이다.

어떤 역경 속에서도 꿋꿋이 이기고 돌파할 수 있는 큰 힘은 스스로를 신뢰하고 존중하는 마음, 바로 이 '자존의 마음'에 있는 것이다.

바로 이 자존심으로 수많은 어려움 속에서도 마음의 중심을 잃지

않고, 일탈하거나 포기하지 않고, 바른 방향을 고수(固守)하며 나아
갈 수 있는 존재가 인간인 것이다.

수수깡이나 스티로폼 같은 자존심이 아니라 마치 강철과도 같아
서, 뭘 모르고 함부로 대하는 무례에 대하여 오히려 측은한 마음을
가질 수 있을 정도로 성숙한 자존심의 소유자가 되는 노력을 게을리
말아야 할 것이다.

반면 자만심이야말로 수수깡이나 스티로폼 같아서 잘게 부서지고
또 부서뜨려서, 우리의 성공적인 삶의 노정에 걸림돌이 되지 못하도
록 해야 할 것이다!

'문제'가 아니라, '문제의 해결'을 보아야 한다!

인간관계에 있어서의 여러 가지 있을 수 있는 어려운 문제들을 해결하고 문제를 극복하고 초월하여 관계를 개선하고 원만한 사이를 회복하고 행복한 삶을 일구어 가기 위해서라면, 문제를 열심을 다해 발견하고, 문제 자체를 보는 것이 중요한 것이 아니라, 문제의 해결을 위해서 그 문제를 본다는 자세가 필요한 것이다.

과거가 중요하고, 과거의 경험과 기억이 중요하고, 과거의 상처가 아픔을 무릅쓰고 감수하고서라도 파헤쳐져야 하는 이유는, 바로 오늘의 삶 그리고 내일의 삶이 보람 있고 행복한 성공적인 삶, 승리하는 삶이 되는데 필요해서이니,

오늘의 나의 삶을 부정하고 내일의 행복을 포기하는 한이 있어도 절대로 놓고 포기할 수 없어 매달리는 과거의 아픈 기억과 상처에 맺힌 한은, 단지 나의 삶을 불행으로 이끄는 올무이고 늪과 같은 함정에 지나지 않는 것이라 생각할 수 있다.

마치, "그동안 내가 얼마나 불행했었는데, 이제 와서 네가 정신 좀 차렸다면서 나한테 잘해 준다고, 내가 너를 용서하고, 행복해질 줄 알았니?",

"지난날의 어렵고 힘들었던 시절이 생각나고 그때 충분히 행복할 수 있었음에도 불구하고 너 때문에 불행했던 것을 생각하면 울화통이 터져 죽을 판인데, 뭐? 날 보고 이제라도 행복하라고? 절대로 그렇게는 못하겠어! 겨우 이제라도 행복하라고 한다고, 내가 넙죽 받아서 행복해할 줄 알고? 그렇게는 못해!"라고 외치고 있는 것은 아닌지 생각해 볼 필요가 있다.

즉, 문제 자체만을 보고, 그 문제와 그 문제가 야기한 어려움에만 초점을 맞추고 집착하는 것은, 그 문제를 잘 해결해서 원만한 결과를 이끌어내기보다는, 문제를 보다가 성질이 더 나서 문제해결이 아니라 파국으로 치닫는 경우로 빠져들 수 있기 때문이다.

문제를 찾아 발견하고 분석하고 그 영향을 헤아리는 것은 그로부터 해결책을 찾고자 함이 중요한 목적일 것이니, 문제가 원만하게, 바람직한 방향으로 해결될 수만 있다면 경우에 따라서는 문제를 모르고, 모르는 척이라도 하는 것이 더 현명한 대처일 수도 있는 것이 인생사이고 우리의 삶인 것이다.

즉, '문제'가 중요한 것은 '문제해결'을 위한 것인데, 문제만을 현미경 들여다보듯 보다 보면, 문제해결은 뒷전으로 밀리고 문제 자체에만 집착하게 되며, 그 문제가 야기하고 촉발하는 울화통에 부글거리다가 정작 중요한 '문제해결'은 포기하고 판을 깨게 되고, '빈대 잡자고 초가삼간 태우는 격'이 되고 말 수 있는 것이다.

"어둠을 묵상하고 있는 한은 어둠을 벗어날 수 없고, 밝음을 묵상하고 밝음을 향해 방향을 틀어야 어둠을 벗어날 수 있다!"는 말이 중요한 이유가 이 때문인 것이다.

특히 부부라는 인간관계에서는 작은 문제에 사로잡혀 이제까지 수십 년 쌓아온 공든 탑을 무너뜨리는 경우가 있을 수 있고, 이때의 중요한 요인이 이런 식의 나름대로의 문제를 파헤치는 인식 스타일인 것을 진료를 통하여 배우게 된다.

오늘도 결혼 25주년을 얼마 앞둔 부인이, 남편은 틀림없이 평소 하던 대로 구혼여행이라고 가 봤자, 자기는 등산이나 할 게 뻔하고, 나보고는 "다리 불편한 당신은 당신 좋아하는 연극이나 한 편 보고 오시오!" 할 게 뻔하니, 결혼 25주년 기념일 챙길 것도 없고 그냥 나는 나대로 확 스트레스 풀 궁리나 하는 게 좋을 것 같다는 말을 들으며 한 생각이다.

경제논리로서 만의 소탐대실(小貪大失)이 아니라, 모든 인간관계에서 특히 부부라는 인간관계에서의 소탐대실을 미리 막고 다스릴 수 있는 현명함과 그에 걸 맞는 인식 스타일의 개발과 훈련이 어려서부터 잘 이루어져야 한다는 것을 새삼 느꼈다.

'나름대로'의 함정에 빠져서, '내 식대로'라는 편협된 고정관념과,

왜곡된 스스로의 행동에 대한 이론적 근거에서 벗어나, '내 나름대로'가 아니라, "우리가 정작 필요로 하는 것이 무엇인가?"의 인식에 도달하는 노력과 교육이 절실하다.

　자식을 키우는 부모로서, 그리고 스스로의 삶을 일구어가는 자연인으로서, 인간관계에 있어서의 진짜로 중요한 요소인 배려와 화합의 중요성을 깨닫고 이를 잘 가르치고 생활 속에서 실천함으로 본을 보여야 함의 중요성을 다시 한 번 되새겨 본다!

도깨비와 소년

한 소년이 산길을 부지런히 가고 있었다. 겁이 좀 나기는 했지만 "귀신 도깨비가 어딨어!" 하고 중얼거리며 마지막 산등성을 넘고 있었다.

바로 그때 "나 좀 구해주세요!" 하는 소리가 어디선가 들려오는 것이었다. 등골이 쭈뼛해지며 다리가 후들거리는 느낌이 들었지만 평소 담이 세기로 이름난 소년은 배에 힘을 꽉 주면서 오히려 큰소리로, "누구냐?" 하고 외쳤다.

그런데 이번에는 "나 좀 구해 주세요!" 하는 소리가 발밑에서 들리는 것이 아닌가. 발길을 멈추고 아래를 내려다보니, 병뚜껑 같은 것이 조금 삐져나와 있었다. 뭔가 하고 발로 툭 쳐보았다.

"네 맞아요! 나 좀 구해 주세요!" 하는 소리가 더 크게 들리는 것이었다.

궁금해진 소년은 언제 무서워서 후들후들 떨었냐는 듯, 쪼그리고 앉아 딴딴한 흙을 파고 요상하게 생긴 병 하나를 꺼내 들었다.

"아니! 이게 무슨 일인가?"

병 속에는 앙증맞게 생긴 아기 도깨비가 발을 동동 구르며 소리치고 있었다.

"나 좀 구해주세요!"

"너였니?"

"예!, 빨리 구해주세요."

"아니 쬐그만 것이 어떻게 거기 들어가 땅 속에 처박혀 있었니?"

"그건 나가면 말씀드릴게요. 빨리 꺼내주세요."

"어떻게 하는지 모르는데."

"뚜껑에 붙어 있는 종이만 떼면 되어요."

보니 병뚜껑이 종이로 막혀 있었다. 그런데 종이를 잡아 뽑으니 별로 힘들이지 않고 쑥 빠지는 것이었다.

그런데 갑자기 눈앞이 깜깜해지더니 느닷없이

"우핫핫핫하하."

하는 천둥소리 같은 웃음소리와 함께 몸이 번쩍 하늘로 들려 올라가는 것이었다.

깜짝 놀라 눈을 감았다 떠보니 산만큼 큰 도깨비가 입 앞에 자기를 들어 올리고 막 잡아먹으려는 판이었다.

"잠깐만!"

온 힘을 다하여 소리친 소년은 정신을 가다듬으며, "호랑이에게 물려가도 정신만 차리면 살아날 구멍이 생긴다!"는 말을 생각하며, 도깨비를 향해 소리쳤다.

"아무리 인간이 아닌 도깨비라지만 생명을 구해준 은인에게 이 무슨 짓이오? 당장 멈추시오!"

떨리는 걸 겨우 참고 그렇게 말하니 도깨비가 소년을 삼키려던 행동을 잠시 멈추고 이렇게 말하는 것이었다.

"옛날 옛날 아주 먼 옛날, 내가 하늘의 벌을 받아 병 속에 갇힌 채 땅에 묻혔을 때, 처음에는 나를 구해주는 사람에겐 무슨 소원이든지 다 들어주리라! 생각하고 기다렸는데, 시간이 가고 또 가고 아주 오랜 세월이 흘러도 아무도 내가 외치는 소리를 아랑곳하지 않고 구해주지 않아, 언제부터인지 에이! 신경질난다! 이제는 누구든지 구해주면 확 잡아먹어 버리고 말겠다! 고 생각했던 것이다. 기다릴 때는 안 구해주고, 좋은 세월 다 간 지금에야 구해주는 게 괘씸해서 확 잡아먹어 버리기로 결심했다. 이제 내 맘 알겠지?"

그리곤 다시 소년을 입으로 집어넣으려는 순간,

"잠깐만—!"

소년은 아까보다 더 크게 소리를 지르며

"좋다! 도깨비야! 네가 날 잡아 먹는다는데 내가 무슨 수로 빠져나갈 수 있겠나? 그렇지민 죽을 때 죽디리도 궁금한 건 알이야겠다. 너는 지독한 거짓말쟁이 도깨비다!"라고 외쳤다.

도깨비가 막 소년을 깨물려다 말고 눈앞으로 소년을 들어 올리며 말했다.

"죽을 놈이 뭐가 궁금해?"

원래 호기심 많고 궁금증을 못 참는 도깨비의 근성이 발동이 되어 묻는 것이었다.

"다 좋다. 그런데 이렇게 큰 당신이 이 조그마한 병에서 나왔다는 거짓말은 내가 죽는 한이 있어도 절대로 못 믿겠다."

도깨비는 답답해 죽겠다는 듯이,

"그러니까 도깨비지, 이 바보야! 그럼 어떻게 하면 네 궁금증이 풀릴 수 있겠니?"

소년은 더욱 궁금하다는 표정을 지으며,

"당신이 저 병 속으로 들어가는 것을 보기 전에는 절대로 믿지 못하겠다."

"이런 바보 같으니, 도깨비의 능력을 뭘로 보는 것이야!"

도깨비는 같잖다는 표정을 지으며,

"자, 잘 봐라. 한 번뿐이다."라고 말하더니,

도깨비는 검은 연기로 변하여 병 속으로 쪼르륵 빨려 들어갔다.

"바로 이 때다!" 하고 소년은 옆에 떨어져 있던 종이 마개를 후딱 집어 들어서는 병뚜껑을 꽉꽉 틀어막았다. 그리고는 크게 숨을 내쉬고 병속에 든 도깨비에게 말하였다.

"도깨비 씨! 신경질 그만 내시게, 도로 땅에 묻어 드릴게."

병을 묻으려고 하니 도깨비가 그때서야 상황이 어떻게 돌아간 것을 파악하고 통사정을 하는 것이었다.

"아이고 아기님, 아까는 너무나 오랫동안 혹시나 하면, 역시나 안 구해주고 그래서 홧김에 그랬던 겁니다. 정말 잘못했으니 제발 구해주세요! 그 은혜는 절대로 잊지 않겠습니다."

원래 착하고 남을 잘 믿는 소년은 도깨비가 울며 사정하는 것이 불쌍하고 또 진정으로 반성하는 것 같아서 약속을 단단히 하고 풀어주었다. 그랬더니 도깨비가 진짜로 은혜를 갚아서 소년은 평생을 잘 살았다는 것이었다.

어려서 작은 형님에게 들은 옛날 얘기가 진료를 하다 보면 문득

문득 떠오를 때가 있다.

이 소년 같은 사람이 있는가 하면, 바로 이 도깨비처럼 그렇게 바라던 상황이 왔는데도, "왜 이제서야 오는 거야! 그 동안 내가 얼마나 힘들었는데, 이제 와서 뭘 어쩌라는 말이야! 다 필요 없어!" 하면서 찾아온 변화를 인정하지 않고, 무시하고, 오히려 그럴 수 있는 것을 진작 안 했다고 원망하며 상대방의 변화도 반성도 뭉개버려서, 도깨비가 땅속에 도로 묻히는 것 같은 결과를 초래하는 경우를 볼 수가 있다.

특히 남편이 나이 먹어 좀 조심하며 아내 비위를 맞추려 할 때 "너도 맛 좀 봐라!" 하면서, 이제는 아내가 판을 깨는 행위를 과거에 대한 앙갚음으로 하는 경우를 볼 때마다 문득문득 도깨비 생각이 난다.

이 예화를 중심으로 다음 세 가지를 생각해 볼 수 있다.

첫째는 도깨비의 마음이다.

이제라도 구원 받은 것을 고맙게 여기고 이후로 행복한 생활을 할 것인가, 아니면 약 오른 생각에 사로잡혀 구해준 사람을 잡아먹으려 들 듯 악화시킬 것인가?

둘째는 슬기롭고 착한 소년처럼 상황을 바로 인식하고 그 상황에 적절한 행동을 보일 것인가?

셋째는 대인관계에서 내 행동이 얼마나 시기적절하게 작동하고 있는가 하는 점이다.

상대가 원할 때 척하고 반응이 나오는 것은 백점이고, 조금 미리 알아서 반 박자 빨리 하면 120점이 되지만, 반 박자 늦게 하면 "이제 해서 뭘 해! 뭘 어쩌자는 거야?"라든지, "이렇게 할 수 있는 걸 왜 이제까진 안 했어?"라는 소리 들으며, 야단맞거나, 심하면 실컷 하고도 두들겨 맞고 사회적으로 냉대를 받고 실패와 좌절을 맛보게 되는 것이다.

"이제라도 했으면 됐잖아!" 하고 성난 사람 앞에서 주장하고 변명하는 것은 자칫 매를 버는 어리석은 행위가 되고 마는 것이다.

똑같은 일도 반 박자 빠른 것과 반 박자 느린 것은, 단지 한 박자의 차이가 난 것이 아니라, 성공과 실패, 승리와 좌절, 절벽 이쪽과 절벽 저쪽, 하늘과 땅의 차이가 나는 것을 볼 수 있다.

따라서 인간관계에 있어서 반 박자 모자람으로 인한 좌절과 실패를 겪지 않기 위해서는 평소에 상대에 대한 관심을 제대로 갖고 있는 것이 중요하다.

내가 필요할 때 비로소 상대에게 관심을 갖는 것이 아니라, 상대가 필요할 때 작동 가능하도록, 항상 상대에 대한 관심을, 그것도 헛다리 집는 것이 아닌 상대가 꼭 필요한 것에 대한 관심을 바로 갖는 것이 중요한 것이다.

항상 관심은 반 박자 빨리 반응하고, 부정적, 충동적, 공격적 반응은 반 박자 늦출 수 있다면, 대인관계가 보다 원만하게 성공적으로 이루어질 것이다.

있는 걸 안보면 없는 거다!

굶어 죽은 자는 죽어서 불쌍한 것이 아니라 굶어 죽었기 때문에 불쌍한 것이고, 게을러서 안 먹는 바람에 굶어 죽은 것이라면 굶어 죽어서 불쌍한 것이 아니라, 굶어 죽어도 싼 인생인 것이다.

일가친척 아무도 없이 피붙이 한 명도 없이 살다 가신 어느 할머니에 관한 이야기이다. 혼자서 외롭게 살다가 쓸쓸히 굶어 죽어간 어느 할머니의 이야기이다.

평소에도 별로 이웃 간에 왕래가 없이 가끔 얼굴을 스칠 정도로 지내오던 분이었다. 몇날 며칠 가도 기척이 없고, 옆 집 사람이 문을 두드려 봐도 반응이 없어 동사무소에 연락하여 억지로 문을 열고 들어가 보니, 할머니는 평소 누워 지내시던 요 위에 반듯이 누운 채 돌아가셨던 것이었다. 돌아가신 지가 오래 됐는지 부패가 많이 진행된 상태였다.

혼자 지내시다가 병들고 수발 들어주는 사람도 없어 그냥 굶어 돌아가시고만 것이 틀림없어 보였다. 평소 드나드는 사람도 없었고 언젠가 듣기로 세상에 피붙이 하나도 없다던 할머니였다.

"세상에! 얼마나 배가 고프셨을까?", "아파서 힘든 것만도 서러운
데 굶어 돌아가실 지경이었으니 얼마나 마음이 아프셨을까?" 그 자
리에 돕기 위해 모였던 모든 사람들에게 별 생각이 다 들게 만드는
광경이었다. 신고한 동네 사람이나 신고 받고 처리하러 나온 공무원
이나 모두들 눈시울을 붉히며 평소 가깝게는 안 지냈어도 자상한 웃
음을 지어 보이시던 할머니를 떠올리며 죄책감에 휩싸이지 않을 수
없었다.

서로 조심스레 눈치를 보아가며 시신을 수습하고 깔고 계시던 낡
은 요를 걷게 되었다. 볼품없이 납작하게 눌려있어 겨우 이걸 깔고
지난겨울을 홀로 추위에 떨며 병들어 고생하다 굶어 죽었을 이웃 할
머니를 생각하며 도우러 왔던 동네 주민들은 더한 연민과 죄스러움
에 눈시울을 적시지 않을 수 없었다.

조심조심하며 요를 개켜 들고 나가려는데, 요 밑에 납작 붙어있던
것이 "툭—"소리를 내며 떨어지는 것이었다. "오죽 추우셨으면 이런
것까지 요 밑에 덧대셨을까?"생각하며 주워 보니 그것은 아주 오래
된 빛바랜 예금통장이었다.

가난한 노인네가 얼마나 가난에 한이 맺혔으면 빛바랜 통장을 깔
고 있다 돌아가셨을까를 생각하며 모두들 궁금한 마음에 그 통장을
펴보았다. 그리곤 여기저기서 훌쩍거리고 한 숨 쉬며 어수선하던 분
위기가 갑자기 쥐 죽은 듯이 조용해지는 것이었다.

통장 제일 마지막 칸에 쓰여 있는 은행잔고에 2 자 옆에 동그라미
가 8 개가 있었던 것이었다. 2억 엔 이었다. 한국 돈으로 환산하면
20억 원 이었다. 현찰이……

당시에 일본에 교환 교수로 가 있던 친구의 월급이 40만 엔 정도였으니까, 얼마나 큰돈인지 가히 짐작이 갈만했다. 그것도 통장 잔고니까 현찰인 것이 아닌가? 20억 원의 현찰을 낡고 납작하게 눌린 낡아 빠진 요 밑에 깔고 그 위에서 혼자 병들고 여기 저기 아파 고생하다 홀로 쓸쓸히 굶어 죽어간 것이었다.

이 할머니가 어떤 기가 막힌 사정이 있어 그리될 수밖에 없었는지는 알 길이 없으나, 드러난 정황을 놓고 생각해 볼 때, 혼자 아프고 병들어 굶어 죽은 20억 원의 현찰을 요 밑에 깔고 굶어 돌아가신 이 할머니의 죽음은 과연 불쌍한 죽음인가, 아니면 고집스레 있는 돈 눈감고 안 본채 끌어안고 죽었으니 하나도 불쌍한 죽음이라 할 수는 없는 것일까, 아니면 그렇기에 더욱 불쌍한 죽음이라 하지 않을 수 없는 것일까?

죽은 이를 그 사람의 형편이, 그 사람의 생각이, 그 사람의 마음이 어떠하였는지를 알지 못하는 살아있는 자가, 자신이 아직은 살아있다고, 단순히 자신의 기준에 입각하여 뭐라고 이러 쿵 저러 쿵 말할 수는 없는 노릇이라지만, 어쨌든 어리석은 죽음의 모습이라고 말하지 않을 수는 없을 것 같다.

느닷없이 어느 날 갑자기 교통사고를 당해 정신이 없어졌거나, 치매에 걸려 주변 정리할 겨를이 없어서, 자신의 통장에 현찰이 20억 원이 들어있다는 사실을 잊은 것이 아니라면, 이 사실을 어떻게 설명하고 이해할 수 있다는 말인가?

있는 돈 안 쓰고 굶어 죽은 사람은, 굶어 죽었으니까 측은한, 불쌍한 자인가, 아니면 죽어도 참 이상한, 이해할 수 없는 죽음을 택한 자인가?

변호사에게 의뢰하여 공증하고 신탁하거나 믿을 만한 종교기관에 공개적으로 의뢰했다면, 세상 떠나는 날까지 잘 공양 받고, 죽은 다음에는 어려운 이들을 돕는데 써달라고 유언했다면 수많은 사람이 도움을 받을 수 있었을 것이고, 할머니에 대한 기억도 고맙고도 훌륭한, 길이 본받을 표상으로 많은 후손들의 기억 속에 길이 남을 수 있었으련만,

그냥 아무 유언 없이 깔고 누워있다 죽는 바람에 마치 길에서 주은 임자 찾을 길 없는 돈처럼 되어 국고에 일반 잡수입으로 귀속되어 어느 누구든 힘센(?) 부서에서 끌어다 쓰면 없어지는 돈이 되어버리고 말았으니 이를 어떻게 생각해야 옳을 것인가?

얼마나 고생하며 안 쓰고 안 먹고 모진 일 겪어가며 벌었을 것인지 안 봤어도 빤한 노릇인데, 참으로 기가 막히고 안타까운 노릇이 아닐 수 없다.

언젠가 들은 이 기막힌 사연이 떠올라 정리해 본 것이다.

그런데 이 보다 더 기가 막히고 웃기지도 않는 이야기는, 우리 모두가 이 노인보다도 훨씬 더 어리석은 짓을, 지금 하고 있을 수 있다는 것이다.

그깟 돈 20억 가지고는 비교도 할 수 없이 값이 나가는, 귀한 자신의 생명을, 인생을, 받고 태어난 귀한 능력을, 사랑할 수 있는 능

력을, 행복한 인생으로 변화시킬 수 있는 능력을, 발휘하지 아니하고, 발휘할 것을 거부하고, 때로는 자신에게 그런 능력이 있는지 조차 모르고, 찾아보려는 생각도 안 해보고, 가르쳐줘도 안 듣고 없다고 치부하고, 있는 것을 알아도 "신경질 나서 안 쓸텨!"하면서 행복할 것을 거부하고, 사랑 받아 먹기를 거부하고는,

사랑에 굶주려 불행하고, 관심 밖에 머물러 허망하고, 허탈한 가운데 죽는 것만도 못한 자기의 인생을 노래(?)하며, 죽는 것이 가장 큰 소원이라는 어리석기 짝이 없는 말을 서슴치 않으면서도,

정작 원하는 것이 무엇이냐고 물어보면 "행복하고 싶어요!"라고 대답하고 요구하는 사람들은, 불쌍하고 어리석기 짝이 없는, 굶어 죽은 이 노인과 무엇이 다를 바가 있다 할 것인가?

어리석은 자가 아니라 현명한 자의 인생이라면 있는 것을 안 쓰고, 못쓰고, 모르고, 혼자서 외롭게, 세상을, 이웃을, 사람들을 원망하며, 병들고 굶어 숙어가는, 이미 죽은 것이나 다름없는 인생이 아니라, 있는 것을 찾아 최대한 활용하고 발휘하며, 사랑을 나누고 기쁨을 함께 하며 행복을 맘껏 누리는 삶을 일구어 가는 인생이고, 하루 하루여야 할 것이다.

말 폭탄!!!

요즘 칼럼을 열심히 쓰면서도 내가 지금 글을 제대로 쓰고 있기나 한 것인지, 내가 의도하는 뜻이 제대로 전달되고 있기는 한 것인지 영 쫄밋거려 어떨 때는 글이 꽉 막히면서 그럴 때 마다 떠오르는 말이 있다.

대학만 가면 그곳 상아탑 안에는 낭만의 세계가 펼쳐져 있고, 고등학교 생활의 지긋지긋한 책상머리에 앉아 있어야만 되는, 엉덩이의 끊이지 않는 종기로부터 해방될 줄 알았는데, 막상 대학이라고 들어와 보니 하루 8시간 수업에 두 반으로 나누어 출석 부르고, 어쩌다 휴강이라도 있을라치면 정성을 다해 보강을 해주시는 사랑인지 학대(?)인지가 넘치는 교수님들의 등쌀(?)에, 대학생활에 대해 품었던 파란 꿈은 송두리 채 어디론가 날아가 버리고 말았다. (완벽한 고등학교 4학년 이었다!)

몇몇 친구들과 이러한 고등학교 4학년의 갈등을 승화시키고자 봉사 동아리를 조직하여 열심을 다해 부모님과 형님의 "의대생(아직은 의대생이 아니라 의예과 학생인데도)이 공부는 안하고, 어딜 그렇게 씨잘데 없이 쏘다니냐?"는 박해(?)를 감수하고 극복하며, 성공적으로 운영하고 있던 시절이었다.

동아리 발족 첫 해를 활발하게 잘 지내고 활동의 일환으로 회지를 발간하자는 의견이 나와 1호 회지를 발간하게 되었다. 자칭 등사 전문가임을 자처하며 온 얼굴에 검은 잉크를 칠하면서 몇날 며칠의 피나는 고생 끝에, 드디어 지게들(동아리 이름을, 세상의 어려움과 우리 자신들의 모든 문제를 각자가 자신의 등에 지자는 의미로, '지게들'이라고 명했었다.) 회지 1호가 발간되었다.

감개무량하여, 비록 삐뚤빼뚤하게 쓴 글씨지만(철필로 써서 지렁이가 "성님!"할만 했음), 그래도 내용은 "그거 누가 썼는지 참 감동적이구나!"라고 중얼거리면서 내가 쓴 서간문인 "보고 싶은 학기 형!"을 읽고 있었다.

1967년 어느 날 새벽, 전 학년이 동원되어 대전역으로 월남 파병 군인들 환송 나갔을 때, 눈이 마주친 어떤 병사가 휙 던져준 종이에 쓰여 있던 부대주소로 그 뒤 2년여 동안 중간 중간 전투가 없을 때면 편지를 주고받으며 펜팔 하다가 제대가 이제 한 달 정도 남았다며 귀국하는 대로 만나자는 내용과 함께 헬기에 비스듬히 걸터앉은 사진을 보내주고는 소식이 끊긴 그 군인 형이 궁금하고 그리워서 쓴 편지를 회지에 원고로 냈었던 것이었다.

마지막 편지 받을 즈음 형의 부대 근처에서 대단위 전투가 있었다는 뉴스가 있었던 터라, 혹여나 잘못됐을까봐 안타까운 마음을 담아 쓴 글이었다.

짤막한 두 페이지의 글이지만, "짜식 괜찮게 썼는데!"라며 혼자 흐뭇해 씩 웃고 있는데, 청천하늘에 날벼락이 '말 폭탄'의 형태를 띠고 느닷없이 나에게 떨어지는 일이 벌어졌던 것이었다.

"야! 너 이거 뭐 쓴 거냐? 야 이걸 편지 글이라고 썼냐?"하더니 "쓸려면 나 정도는 써야지!"하고 공격하는 적군(?)이 있었다. 그 친구는 담배 예찬에 관해 글을 썼던 것으로 기억된다. 대학생 돼서 그리도 동경(?)하던 담배를 맘대로 필 수 있게 되고, 스트레스 받을 때 담배연기를 길게 내뿜을 수 있는 것이 그렇게도 좋았던지, 담배가 좋아도 너무 좋다는 내용의 글이었던 것 같았다.

암만 생각해봐도 내가 더 그럴듯하게 쓴 것 같은데, 그 친구는 나에게, 글 쓰는 기본이 안 되어 있다고 일장 연설을 하는 것이었다.

엄청난 충격이었다. 직격탄을 머리 꼭대기에 정통으로 맞은 느낌이었다.

사실 나에겐 남모르는 자신감이 있었다. 내가 중2였을 때 베스트셀러 소설 쓴다면서 동네를(그랬어야 우리 집 담을 넘지는 못했지만) 떠들썩하게 하며, 글 몇 페이지 쓰고는 "싸랑하는 동생아! 형(우리 큰 형은 울 엄마의 전폭적인 응원과 지원 하에 하던 공부 거의 때려치우다 시피하고 소설쓰기에 매진 중이었다.)이 쓴 소설 읽어 줄께!"하고 친절하게(안 들으면 무슨 일 날 것 같은 위기감이 나에게는 있었지만...) 내 사정은 아랑곳 하지 않고 여기는 왜 이렇게 표현하지 않으면 안 되었는지 등 등, 도통 못 알아듣겠는 말로, '특별 소설 쓰기 수업'을 받은 바가 있어서 지겨워하면서도 나도 모르게 전염되어, 나도 소설 쓴답시고 학교 가는 새벽길의 아름다움을 글로 옮기느라 중간고사를 몇 번 왕창 조진 전력이 있는 전직 소설가 지망생(?)의 경력 소유자라는 자부심이 있었는데, 그만 그 친구는 나의 그런 마음을 알고 그랬는지 모르고 그랬는지, 하여튼 단 한 방의 '말폭탄'으로 완벽하게 나의 얄팍한 자부심을 초토화 시켰던 것이었다.

그리고 그 후로는 글 쓰는 일과는 거리가 멀어도 아주 먼, 글쓰기에 학을 뗀 사람으로 지내왔던 것이었다.

그 뒤로 40여년이 흘러, "이제는 내 삶의 마지막 고지가 저기 눈앞에 보이는데, 까짓 거 한 방 더 맞으면 맞으라지!"하는 막가는(?) 심성으로 요스음 글을 쓰고 있는 것이다.

그렇지만 아직도 매번 칼럼을 쓸 때 마다 그 친구의 "이것도 편지글이라고 쓴 거냐?"라는 우정 어린 충고가 자꾸 떠올라 기가 죽는 것 또한 사실이다.

그 말 폭탄을 맞고 30년쯤 지났을 때, 그 친구에게 물어볼 기회가 있었다. 내가 어딘가에 쓴 글을 칭찬하기에 나도 물어볼 용기가 났던 것이었다.

"야 너 지게들 1호 회지 때, 내 글보고 왜 그렇게 혹평을 했었니?"하고 물으니, "내가 뭘?"하더니, "아 그 무슨 형...하고 시작했던 거?"

하면서 기억을 살려내더니, "그때 너 글 참 잘 썼구나 하는 생각을 했었는데 내가 왜 혹평을 했겠니? 지금도 니 글 기억하는거 보면 알잖아?"하는 것이었다.

부러움 반, 장난 반으로 한 말을 순진한 나는 진짜로 하는 말인 줄로만 알아듣고, 그 뒤로 30여년을 혹여나 글을 쓰고 싶은 생각이 들 때 마다, "내가 뭘 써, 쓰기는…"하고 지내왔었던 것이었다.

그리고 "정신과 의사로서 겪고 경험한 현장의 이야기를, 깨달음을 글로 써서 남겨야할 텐데…", "어떻게 해서든지 글을 쓰고야 말아야지!"를 꿈속에서까지 외치며, 몸부림(?)치며, 지난 10여년의 투쟁 끝에, "이젠 나이도 좀 먹었겠다, 까짓 거 얼굴에 철판 깔지 뭐!"하고 마음을 독하게 먹고, 요즈음 겨우 조금 씩 조금 씩 글을 쓰게 된 것이었다.

아이의, 무심코 던진 돌에 맞은 개구리는 사경을 헤맨다지 않던 가? 무심코 하는 말 한 마디가 '말 폭탄'이 되어, 상대의, 특히 크는 아이들의 무언가에 대한 무한한 가능성을, 그 싹은 물론 뿌리까지 단 한 방에 송두리 채 날려버릴 수 있음을 생각하며, 말을 조심하는 것이 대인관계의 첫걸음이고, 언제까지나 가장 중요한 덕목이란 생각을 되새기며, 나의 말버릇을 다시 한 번 되돌아본다.

말로 벌어먹는 직업인데, 나도 미쳐 제대로 신경 쓰지 못하는 사이에 어느새 '말 폭탄'의 발칸포가 되어 있는 것은 아닌지, 반성하는 마음으로 나를 되돌아본다!

제 5 장
마음이 아픈 이들과의 만남!

— 해결을 해줌이 아니라, 해결책을 일깨우고자 함이니,
　만남 가운데 선한 영향력이 오고 갈 수 있게 하옵소서!

"당신은 그렇게 사슈?"

진료를 하다 보면 난감하기도, 답답하기도 할 때가 있다. 그 중 한 가지가, 나는 열심히 자기 잘 살라고 이야기해 주고 있는데 "원장님은 그렇게 사세요?"하고 되묻는 경우이다. (표정은 "흥!" 하는 표정으로)

자기 잘 살라고 빌어주는데, "당신은 그렇게 사나?"는 말이 웬 말인가? 내가 그렇게 못 살면 자기도 그렇게 안 살 생각이란 말인가?

옛 어른들이 "세 살 먹은 아이에게서라도 배울 것이 있을 수 있고, 배울만한 것이 있으면 배울 수 있어야 한다!"라고 말씀하신 것이나, 공자님이 "세 사람이 길을 가면 반드시 스승이 있는 법이니라!"하시며 배워 유익을 얻고자 하는 마음이 자기 자신에게 있어야 함을 가르치신 것이나, 성경에 "들을 귀 가진 자는 들을 지어다!" 하신 말씀이나 모두 다 일맥상통하는 의미가 담겨 있다는 것을 다시 한 번 생각하게 된다.

오늘도 큰 건물을 짓다가 공사에 하자가 생겨 지난 10여 년을 송사에 말려 고생하다 이제 겨우 재판이 끝나서 한숨 돌리는 중인데, 요번에는 담당 관청에서 건물을 빨리 마무리하고 완공시키지 않으면 허가를 취소하겠다고 압력 주는 바람에 힘들다고 호소하는 분과 이야기 나누며 든 생각이다.

속 썩을 것 없는 인생이 바람직한 인생이 아니라, 어떻게 보면 속 썩을 거리가 있는 편이 오히려 괜찮은 인생일지도 모른다는 이야기를 나누었다.

"그깟 놈의 재산 있으면 뭐해!"가 아니라, 속은 썩어도 수십억 재산이 있는 것이 없는 것 보다야 나은 것 아니겠는가?

이야기를 나누다 보면, 거지를 부러워하는 사람도 있다. "거지는 이런 속 안 썩을 것 아니냐?"는 논리에서다. 그렇다면 '거지 팔자 상팔자'라는 말이, 그래서 추종하고 따를 만한 말이어서, "너희는 가능하다면 거지가 될 수 있도록 노력을 다 하여라!"라고 후손들을 축복(?)하고 격려하고 가르칠 것인가?

"선생님 같으면 그럴 수 있겠어요?" 하고 안 받아들이면, 계속 속 썩으며 재산 때문에 불행한 것이고, "정말 그렇겠군요!", "아! 진짜 그럴 수도 있겠네요!" 하고 받아들이면 행복한 마음으로 어려움을 극복하는 보람 가운데 있을 수 있는 것이다.

"선생님도 남자니까 그렇죠!"라든가, "선생님은 그렇게 사세요?"하던가, "그렇게 말하는 당신은 다 아슈?" 하고 되묻는 바람에, 열심히 좋으라고 이야기해 주는 의사를 멋쩍게 하고 서운하게 하고 때로는 당황하게 하거나 화나게 하여, 의사의 마음이, 조언을 해주는 상대

의 마음이 상하는 것도 문제이겠지만,

　무엇보다 중요한 것은 그렇게 생각하고 행동함으로써 본인 자신이 깨달아 변화할 수 있는 기회를 놓치게 된다는 것이다.

　어린애가 옳은 말을 할 때, "어린놈이 뭘 안다고 까불고 나서고 그래! 어른들 말씀하시는데! 버릇 없게시리! 니가 살아 봤어? 니가 뭘 안다고 나서, 나서길!"하고 나무라며 계속 불행 가운데 있을 것인지, "아니! 어린 니가 어떻게 그런 신통방통한 생각을 다 했니! 그래 니 말이 맞구나!" 하고 받아들이며 아이의 생각에서 일지라도, '행복으로의 전환점'을 발견하여 삶이 뒤바뀌든 지는,

　자신의 삶을 대하는 바른 태도, 옳은 말을 귀담아 들으려는 열린 마음에 있음을 다시 한 번 깨닫게 된다.

북어 대가리

면담을 하며 어려움을 호소하는 말씀들을 듣다 보면, 마음을 그렇게도 상하게 하고 힘들게 만드는 원인들이, 특별한 사건이나 무례에서 비롯되었다기 보다는, 흔히 지나칠 수 있는 사소한 일에서 비롯되는 경우가 많음을 경험할 수 있다.

특히 부모 자식 사이의 사안(事案)들은 더욱 그런 것 같다.

아들의 무심함을 서운해 하는 아버지, 며느리의 진취적인 현대적 사고방식과 행동에 대해 소외감과 역할에서의 불안을 호소하는 시어머니, "알아서 해라!" 하고는 얼마나 제대로 하는지 불만 가득한 시선으로 바라보고만 계시는 부모님께서 "진정으로 원하시는 것이 무엇일까?" 하고 전전긍긍해 하는 아들, 며느리들의 호소를 들을 때마다.

비록 사소하게 느껴지는 작은 일이라고 하더라도 눈치만 보며 기다릴 것이 아니라, 때로는 솔직하게 털어놓고 이야기 하는 것이, 작은 오해가 쌓이고 쌓이다가 곪아 터져서 큰 일로 불거져 버리는 것을 미연에 방지하는 길이 아닐까하는 생각이 들 때가 자주 있다.

예순이 조금 넘은 아주머니였다.

일찍 남편과 사별하고 하나뿐인 아들 키우며, 그 아들만을 의지하고 열심히 살았다고 한다. 아들이 똑똑하고 공부도 잘하고 어머님께 효성도 지극해서, 엄마 혼자 온갖 어려운 잡일 다 해가며 살아온 인고(忍苦)의 나날도 아들 바라보고 사는 재미에 힘든 줄 몰랐다 한다.

아들이 장성해서 30대가 되고 좋은 직업도 갖고 결혼도 하게 되었는데, 며느리도 참하고 어른 공경할 줄 아는 사람이라 뿌듯했다고 한다. 주위 동네 사람들도 고진감래(苦盡甘來)라고 "혼자 고생하며 아들만 믿고 살더니, 참 잘됐다!"고 칭찬과 격려와 부러움을 보냈다고 한다. 직장관계로 아들 내외가 비록 먼 곳에 있어도 마음으로는 항상 함께 하는듯하여 외로운 줄 몰랐단다.

그러던 어느 날 며느리에게서 소포가 하나 왔다. 라면박스였다. 명절 가까이라 "무엇을 보냈을까?" 궁금하여 얼어보니, '북어내사리'만 가득 들어 있었다는 것이었다.

"이럴 수가!" 망연자실(茫然自失)한 마음에 며칠을 힘들어 하다가 찾아왔다는 것이었다.

"자식 키우면 다 이런 건가? 제 놈 어려서는 형편이 어려워 먹을 것을 구하기 힘들 때, 그래도 밤새워 공부하는 아들 영양보충 시키느라, 겨우 북어 한 마리 토막 내어 국 끓여서는, 엄마는 어두일미(魚頭一味)라고 북어대가리가 맛있으니 타박거리는 맛없는(?) 살코기는 너나 먹어라! 하고 일부러 저 좀 더 먹이려고 한 소리지, 이럴 수가……, 며느리도 그렇지, 지 남편이 뭐랬는지는 몰라도, 그래도 이걸 명절 선물이라고 보내다니……."

눈물 반, 말씀 반, 겨우겨우 사연을 이야기하는 모습에서 푸념도 아니고 원망도 아닌 지나온 삶에 대한 진한 회의가 느껴졌다.

아주머니 이야기를 들으며 아들이 결코 효도를 모르는 사람은 아니라는 생각이 들었다. 며느리도 지성이란다.

아마 어머니가 워낙 강력하게 하신 말씀이 아들의 뇌리에 꽉 박혀 있어, 북어를 먹을 기회가 있을 때면 어려서 어머님이 북어대가리 맛있게 잡수시던 생각에, "여보! 당신이 먹고 싶어도 북어대가리는 어머님이 특별히 좋아하시니 당신이 이해하고 좀 참고 어머님을 위해 정성껏 모아서 보내 드립시다" 하고 아내를 설득했으리라.

'효(孝)'란 시간이 가고 자녀가 성장하면 저절로 하게 되고, 할 수 있는, 세월 가면 주름 생기듯 저절로 가능해지는 것이 아닌 것이다. 어려서부터 어른을 공경하고 관심을 갖고 어른의 마음을 헤아리며, 작은 마음을 함께 나눔으로 얻을 수 있는 기쁨을 맛보고, 이런 마땅히 행할 바람직한 행동을 했을 때의 칭찬과 격려와 축복을 경험하고, 이렇게 행할 수 있도록 교육받고 양육 받는 것이 절대적으로 필요하고 중요한 것이다.

부모는 자식에게 으례 뭐든지 주는 것으로만, 자녀들은 당연히 사랑을 받는 것으로만 알고 성장했을 때, 이 자녀들은 커서도 받는 것만을 기대하는 사람이 될 수밖에 없는 것이다.

마땅히 행할 바를 어려서 배워야 하는 것이다.
마땅히 행할 바를 아이에게 가르쳐야 하는 것이다.
그래야 나이 먹어서도 이에서 떠나지 않는 것이다.

사랑은 주고받는 것이다.
어려서부터의 경험이 지극히 중요한 것이다.

자식을 잘 키운다고 생각하며 아이는 살코기만 억지로라도 먹이면서 자기는 북어대가리 먹기만 고집하고 있는 것은 아닌지,
부모님께 꽤 열심히 효도한다고 생각하면서 혹시 북어대가리만 열심히 모아드리고 있는 것은 아닌지 다시 한 번 생각해 볼 일이다.

"저 이쯤에서 자살해야 될까 봐요!"

정신과 의사의 역할을 어떻게 정의하는 것이 제대로 하는 것인지 단언하긴 어렵겠지만,

오늘의 불행한 마음을 힘겨워 하며, 이 불행의 이유를 곱씹으면서 설명하고 증명하려 애쓰면서, 그러느라, 정작 그렇게 싫어하는 불행의 굴레에서 벗어나지 못하고 힘들어 하는 사람들을,

오늘의 불행을 설명하고 증명하려 애쓰기 보다는, 내일의 행복을 꿈꾸고 설계하고 실행계획을 세우고, 이를 시행착오의 과정을 거쳐 성공으로 향하는 기쁨과 보람과 성취감을 맛보며, 이러한 과정과 경험을 통하여 삶에 대한 절망과 패배감이 희망과 새로운 도전의 계기가 될 수 있도록 도와주는 역할로 설명해 볼 수 있을 것 같다.

그러나 말이 쉽지, '불행의 사연'을 전가(傳家)의 보도(寶刀)처럼 꼭 붙들고 늘어지며, 이걸 행여나 놓치기라도 하는 날이면 마치 무슨 큰일이라도 나고 당할 것처럼 집착하고 있는, 실제로 어려움을 당해 심신이 지칠 대로 지치고 말할 수 없는 절망감 가운데 빠져있는 분들에게, 냉정하고 현명하게 생각하여 대처하라는 말은, 물에

빠져 허우적거리는 사람에게 멀찍이 서서 말로만 "침착하셔야죠!"라고 말하는 것 같은, 자칫 허망한 조언으로 받아들여질 수도 있음을 느낄 때가 있다.

그러나 어려우면 어려울수록, 바로 그렇기 때문에라도 그 문제를 해결하고, 그 문제로부터 벗어나, 그 문제의 전말을 바로 볼 수 있어야 하는 것 또한 중요한 사실임에 틀림이 없다.

"호랑이한테 물려가도 정신만 차리면 살 수 있다!"나, "불행 중 다행이다!"라는 속담은, 어찌 보면 이러한 어려움에 대한 조상님들의 슬기가 담긴, 정신치료적인 도움의 말씀이 아닐까하는 생각이 든다.

그렇다!

문제의 어려움 즉 "상황과 조건이 어떠냐?"하는 부분이 중요한 것은 분명하지만, 더욱 중요하고 문제해결에 절대적이고 결정적으로 영향을 주는 요소는 다른 것이 아닌 바로 그 문제를 바라보는 자기 자신의 '마음의 자세'인 것이다.

내가 어떤 마음의 자세로 그 문제를 보고 대응 전략을 세우느냐 하는 것은, 어떤 방법으로 이 문제를 해결할 수 있을까 하는 생각보다 중요하고 우선 되어야 한다는 의미이다.

사막에서 물이 반병 남았을 때, "그래도 아직 반병이나 남았네!" 하는 사람과, "에게! 겨우 반병밖에 없네!" 하는 사람은, 그 생각 이후의 생체 반응과 심리적, 의지적 결단의 양상이 극명한 차이를 보이게 되고, 결국에는 살 수 있는, 살 가능성이 충분한 경우인데도 죽을 수도 있고, 누가 봐도 죽을 수밖에 없는 상황에서도 살아나는 경우가 있을 수 있는 것 같은 엄청난 차이를 보일 수도 있게 되는 것이다.

"무엇을 보느냐?"가 관건인 것이다.
있는 것을 보는가? 아니면, 없고, 모자라는 것을 보는가?

있는 것을 보고 그것이 비록 미미한 것일지라도 그것을 토대로 희망을 일구고 실현시켜 그 나중이 창대하도록 할 것인가,
아니면 없는 것, 모자라는 것, 맘에 안 드는 것, 섭섭한 것, 실망스러운 것에 집착하여, 좌절과 포기와 시작도 하기 전에 "해봐야 소용없어!" 하는 패배주의에 사로잡힐 것인가 하는 갈림길이,
"내가 무엇을 보는데 익숙해 있나?"에 달려있는 것이다.

얼마 전에 대학교 4학년인 청년이 찾아와서는 불쑥 한다는 말이 "선생님! 저 이쯤에서 자살해야 될까 봐요!"하는 것이었다.
"아니 그게 무슨 말이야? 무슨 일 있는데?" 하고 놀라서 묻는 나에게 하는 설명이,
"선생님 전 요즘 너무 너무 행복해요. 애인과 사이도 너무 너무 좋고, 모든 것이 너무나 완벽하게 맘에 들어요. 이제 앞으로는 더는 좋은 일은 없을 것 같고 차츰 내리막으로 내달을 것 같아요. 차라리 정점에 있을 때 죽으면 박제(剝製)처럼 이 상태로 굳어지는 것이 아닐까 해서요."하는 것이었다.

모든 면에서 다 만족한 경우는 누구에게도 있을 수 없겠지만, 그 만족이 자족함을 배워, 있는 것을 볼 수 있는 안목과 마음의 자세에서 비롯된 것이 아니라, 조건이나 상황에 기인한 경우에는 이 청년과 같이 불안해질 수밖에 없는 것이다.

누구라도, 어떤 어려움 가운데 있을지라도, 있는 것을 보고 그것을 활용하여, 오늘 그리고 지금 노력한다면 밝고 행복한 내일을 일구어 낼 수 있을 것이다.

사람은 상황과 환경이나 조건에 의하여 그 운명이 결정되는 짐승과 같은 존재가 아니라,
조건과 상황과 환경을 다스리고 변화시키고 극복하고 초월하여, 스스로 바람직한 인간으로서의 삶을 일구어 갈 수 있는 존재로 창조되었음을 생각하며,

'그러니까'라며, 조건의 어려움을 설명하고 실패할 수밖에 없게 만들었던 열악한 조건과 환경으로 인한 인과를 증명하려 애쓰기보다,
'그럼에도 불구하고' 그 열악한 조건과 환경을 극복하고 초월하고 능동적으로 헤쳐 나가는데 초점을 맞추고 일구어가는 삶이어야 할 것이다.

"그거 바꾸기가 얼마나 어려운대요!"

10여년 만에 방문한 분이다. 차트를 꺼내어 전에 방문했을 때의 내용을 확인하는데, 이번에도 그때랑 똑같은 문제 때문에 왔다고 말하는 것이었다.

돌아가신 시아버지가 너무 이상한 분이었고 자신을 아주 못살게 굴었었는데, 남편이 나이 먹어 가면서 점점 자기 아버지 닮은 구석이 많아져서, 시아버지 생각이 자꾸 나는 바람에 남편이 점점 더 미워지고 곱살하게 대해지지 않아 부부싸움이 잦고 힘들다는 것이 10여 년 전 방문했을 때의 문제였는데, 지금도 똑같고 남편이 나이를 한 살 두 살 더 먹으면서 점점 시아버지하고 더 많이 비슷해져서 더 힘들어 죽겠다는 것이었다.

남편은 남편대로 내가 자기에게 대하는 태도가 퉁명스럽기도 하고 시아버지처럼 행동할 때 내가 그렇게 하지 말라고 쏘아붙이곤 하는 것을 힘들다고 이야기한다는 것이었다.

이분은 자신의 행동이나 말투가 시아버지에게 엄청나게 당하고 고생하면서 형성된 것이기 때문에, 자기가 그런 퉁명스런 행동을 남편에게 하는 것은 자기 책임이 아니라 시아버지 책임이라는 생각을 갖고 있었다. 남편을 대할 때마다 그 아버지의 그 아들이라는 생각이 들면서 남편이 자꾸만 더 보기 싫어진다는 것이었다.

반드시 남편이 미워서라기보다는 시아버지 때문인 것은 알겠는데, 하여튼 싫고 힘들고 그만 살까도 생각해 보고 죽어버릴까도 생각해 봤다면서, 최근에 자살한 그 탤런트가 충분히 이해가 된다는 말씀이었다.

이분이 시종여일 일관되게 펴는 주장은, 자기가 화를 내는 것은 자기 책임이 아니라 시아버지 책임이니, 따라서 남편이 시아버지 닮은 짓을 피하고 안 해주면 되는 것을, 남편이 변할 생각을 안 한다는 것이었다.

"남편이 변하면 간단한 걸, 변화를 일으키는 노력을 뭣 하러 내가 굳이 할 것 뭐있어!"란 생각을 갖고 있는 듯했다.

화를 나게 만드는 요인이 설혹 있다 해도, 그 화를 드러내는 것은 나의 문제일 수 있음을 받아들이고, 화를 내기보다는 상대가 수용하고 변화할 수 있는 방법을, 태도를 취해보면 어떻겠냐는 권유에,

"그게 얼마나 어려운줄 아십니까? 그게 되면 정신과를 왜 오겠습니까? 그리고 왜 내가 꼭 노력을 해야 되는데요?"라면서, 본인의 변화에 초점을 맞추기 보다는, 남편의 '탈 시아버지 화'를 촉구하는 것이었다.

그러니 어떻게 하면 아들에게서 그 아버지의 냄새를 지울 수 있단 말인가!

바꿀 수 없는 문제에 초점을 맞출 것이 아니라, 바꿀 수 있는 문제에 초점을 맞추라는 말씀을 읽은 것이 생각나서, 어려운 원인이 있어 영향을 받는 것은 나로서는 어쩔 수 없는 것이라 쳐도 그것을 표현하는 것은 내가 다스릴 수 있는 나의 부분이니, 표현의 양식을 스스로 조절하여 상대가 받아들일 수 있게 상대에게 감동을 줄 수 있게 할 방법에 대하여 이야기를 나누었다.

무엇인가 원인을 모르는 상태에서 나도 모르게 자꾸 화가 나는 것이 문제이지, 원인을 알게 되면 그 뒤로는 그 문제에 대한 이해의 깊이를 더하면서 습관화된 내 반응을 다스리고, 변화시키는 노력이 중요함에 대해 이야기했다.

그랬더니, "그거 바꾸기가 그러게 얼마나 어려운대요. 그렇게 쉽게 바꿀 수 있으면 여기를 왜 왔겠어요!"라고 또 반문하고 있다.

이런 반응은 이 분 뿐이 아니라 심리적인 어려움을 호소하는 많은 분들이, 특히 과거의 어떤 상황이나 사람으로 인한 어려움을 갖고 있는 경우에 비슷한 반응들을 보이는 것을 경험할 수 있다.

그래서 자신이 써(발명?) 내려가는 자신만의 사연에 스스로를 맡기고, 그 사연이 시키는 대로 불행의 늪으로 빠져들어 가면서도, 한사코 억울하고 원통하고 약이 올라서라도 이 과거의 사연만은 절대로 손에서 놓을 수 없다고 고집스레 자신만의 사연에 집착하는 것을 볼 수 있다.

　내가 거부하고 노력한다고 해도 영향을 안 받을 수 없는 경우가 있을 수도 있고, 인간은 또한 불완전한 존재로서 누군가에게 무엇인가에 영향을 받을 수밖에 없는 존재라는 데는 이견이 없을 것이다. 그러나 영향은 받을지언정 그것에 의해 결정은 당하지 않으리라는 각오와 노력으로 이기고 극복하고 초월하며 사는 것이, 그리고 그러한 극복의 기쁨과 보람을 느끼는 것이 또한 세상사는 맛이고 기쁨이 아닐까?

　어려움이 있을 때,
　바꿀 수 없는 문제가 아닌,
　바꿀 수 있는 문제에 초점을 맞추는 것이,
　현명하게 어려움을 극복하는 요령이라는 말씀을 다시 한 번 되새겨 본다.

"어머니! 내 남편 밥해주지 마세요!"

"며느리하고 무슨 문제 있을 게 있어? 친 딸처럼 생각하고 사랑해주면 되지!"라고 말하거나, "나는 시집가면 시어머니를 친 어머니라 생각하고 살 생각이에요. 그러면 무슨 갈등이겠어요."라고 말씀하는 경우들이 있다.

다들 좋은 마음으로 하는 말씀인 건 분명한데 여기에 사실은 자신도 모르는 중요한 전제가 그 마음의 바닥에 깔려있다.

즉, '내 맘에 드는 동안'이란 전제가 본인이 의식하고 못하고 와는 상관없이 저변에 깔려 있는 발상인 것이다.

엄마와 딸은 정 성질나고 맘에 안 들면 막 화내고 야단도 치고 그러다간 또 풀어지고 그럴 수 있는 사이다. 그러나 며느리는 다른 것이다. 며느리가 시어머니가 마땅치 않다고, "에라! 성질나 죽겠는데, 솔직한 게 좋댔으니까, 뭐!"하고 성질나는 대로 드러내고, 해대서는, 단 한 번이라도 그렇게 대했다가는 이제까지의 좋았던 관계는 온데간데없이 다 사라지고 틀어지고, 정말로 회복되기 어려운 상태로 관계가 꼬이고 뒤틀리게 되는 법이다.

엄마에게 짜증부리고 신경질 내보지 않은 딸은 아마도 없을 것이다. 그랬다가도 응석부리며 매달리고 애교 떠는 딸을 대하며, "그러니 이 웬술 우짜노! 내 딸인걸!"하며 웃고 넘어갈 수 있는 게 모녀 사이다.

고부간에도 이런 행동이 가능할까?
가능하지도 못하지만, 가능해도 안 되는 것이다.
엄마가 딸에게는, 엄마 생각 엄마 마음이 앞서서 생각이나 행동을 할 수도 있다지만, 고부간에는 항상 상대를 의식하고 서로 조심하지 않으면 공든 탑이 무너져 버리기 때문인 것이다.

20대 후반의 직장에 다니는 주부였다.
친정 엄마를 일찍 여의고 크면서 엄마 사랑이 그리워 항상 "시집 가면 시어머니를 친엄마처럼 대하고 사랑하고 또 사랑받고 살아야지!"하는 생각을 갖고 시내나가 드니어 결혼을 해서 시어머님을 모시고 살게 된 것이었다.
평소 생각도 시어머님께 잘 할 생각이었지만, 어머님도 너무 좋은 분이시고 또 잘 대해주셔서 한 집에 살면서도 아무 불편 없이 너무 사이좋게 잘 살았다 한다.
부부가 둘 다 공무원으로 맞벌이 하고 있고 아직 애도 없어 여유 있는 대로 시어머니에게 용돈도 많이 드리고 원하시는 것도 웬만한 건 다 해드리고, 아주 잘 나가는 고부 사이였다는 것이다.

그런데 "이럴 수가 있나!" 하는 진한 배신감을 느끼지 않을 수 없게 만드는 사건이 발생한 것이었다.

손아래 시누이가 어느 날 느닷없이 나타났는데 알고 보니 남편과 한바탕 하고 "너 어디 나 없이 며칠 고생 좀 해봐라!"하고는 밥도 반찬도 하나도 준비 안 해놓고 그냥 친정으로 와버렸다는 것이었다.

엄마에게 푸념을 털어 놓으면서, 엄마 허벅지 베고 누워서는 "엄마 나 배고파 죽겠어. 그 인간하고 싸우느라 밥도 못 먹었어."라고 칭얼대듯 얘기하니, 시어머님이 "그래 잘 왔다. 그렇지 않아도 네 남편, 너 소중한 거 좀 깨달을 필요가 있어. 고생 좀 하게 놔두고 너는 며칠 쉬었다가 네 남편이 데리러 와서 싹싹 빌면 그때 올라가라! 얘! 아가야! 밥상 좀 차려 와라!"하고 옆에서 듣고 있는 며느리에게 시키는 것이었다.

"네!" 하고 밥상 차려다 시누이에게 대령하면서도 기분 상한 것은 전혀 없고, 어머니의 딸에 대한 사랑을 지켜보면서 부럽기도 하고 "우리 어머닌 참 자식 사랑이 많은 분이구나!"하는 생각을 하였단다.

그리곤 얼만가 지내다가 남편과 부부싸움을 하게 되었는데 남편이 성질내고 휙 나가버린 후에 시어머니에게 말했단다.

"어머니 이러저러해서 우리 싸웠는데요, 저 며칠 친정에 갔다 올게요. 어머니 제 신랑 밥 해주지 마시고, 자기가 해먹으면서 고생 좀 하게 놔두세요." 하니까,

"아니 너 지금 무슨 소리하고 있니? 남편 보고 부엌에 들어가란 말이냐? 그걸 지금 시에미에게 말이라고 하는 거니?"라고 말도 안 되는 소리를 한다고 냉칼맞게 야단치면서, "가긴 어딜 가!"라며 혼을

내더라는 것이었다.

갑자기 강한 배신감이 느껴지면서 딸은 오기만 하면 맨날 돈이나 뜯어 가고 나보다 잘하는 거 하나도 없는데, 딸이 자기 남편하고 쌈박질하고 쪼르르 달려왔을 때는 잘했다고 하시더니, 나는 평소에 얼마나 지극정성으로 잘했는데 "이럴 수가 있나!" 하는 생각이 들어 그냥 확 나와 버렸다는 것이었다.

그리고 억울한 마음을 달래며 걷다가 간판을 보고 정신과에 가면 이 내 심정을 위로받을 수 있을까 해서 들어왔다는 것이었다.

일단은 기대가 문제다.

고부는 편한 관계라야 되는 게 아니라, 불편하지만 않으면 감사한 관계가 아닐까 생각해 본다. 오랜 세월을 함께 하며 서로 깊은 이해와 마음 깊은 곳에서의 소통은 가능하게 될지라도, 부모자식의 관계에서처럼 같이 뒹굴고 감정을 나누는 식의 감정 교류와는 그 종류가 근본적으로 다른 교류의 관계가 형성되는 사이가 아닐까 생각해 본다.

서로 어려울 것을 대비하고, '남편의 어머니'를 힘들게 하면 남편이 마음 상할까 조심하고, '아들의 아내'를 힘들게 하면 아들의 마음이 상하지 않을까 조심하면서, 서로를 대접하다 보면 자연스레 깊은 교감이 이루어져, 진짜로 중요한 집안의 전통과 가풍의 흐름이 시어머니에게서 며느리에게로 전수될 수 있는 관계로까지 성숙하게 되는 것이다.

이때 가장 중요한 점은 절대로 적당히 하다가 중간에 포기해서는 안 된다는 것이다. 고부관계는 직접적으로는 아무런 이해관계가 없는 인간관계라고 생각해 볼 수 있지만 시어머니에게는 아들이라는, 그리고 며느리에게는 남편이라는, 각자의 삶에 있어서 가장 소중한 존재와 뗄래야 뗄 수 없는 사이로 얽히고설킨 관계가 이미 형성된 다음인지라, 내가 포기하면 모두가, 모든 것이 허물어지고 말기 때문인 것이다.

서로 대접한다고 생각하면서 실제로의 속생각은 "나를 만족시켜 봐라!"가 아닌,

진실로 '나의 소중한 사람'이 기뻐하는 것을 보람으로 삼는 고부관계를 그려 본다.

이쁜짓

"제가 그래도 이번에는 많이 참았습니다!"라며 마치 스스로 생각해 봐도 자신이 대견하지 않을 수 없다는 듯 말을 하고 있다.

옆에서 듣고 있던 아내는 픽 쓴웃음을 짓는다.

"그래도 그전 같았으면 다 때려 부수고 난리를 쳤을 텐데, 이번에는 그냥 술만 먹고 취해서 다 기억은 안 나지만 욕만 하고 더는 안 했거든요."

아내는 얼빠진 얼굴로 남편 얼굴을 쳐다보고만 있다. 의사인 내가 남편 말을 듣고 있다가,

"무슨 욕? 쌍욕? 쌍시옷도 들어 가구?"

하고 물으니, 남편은 "예!"하고 대답하고, 옆에 앉았던 아내는 말 없이 고개를 끄덕인다.

내가 무슨 말을 막 하려고 하는데 남편이 먼저 가로챘다.

"내가 아내 땜에 엄청 실망하고 화났었거든요. 딴 때 같았으면 다 때려 부수었을 거예요. 그래도 요즘은 여기 정신과도 다니고 약도 먹고 해서 그나마 참을 수 있었던 거죠."

겉으로는 아닌 척 표정관리 하느라 애쓰지만 속으로는 꽤 의기양양한 것이 틀림없다.

"그러니까 지금은 그전 보다는 많이 나아졌다는 소리를 하는 거요?"

하고 물으니, 즉각 "예!"하고 대답한다.

"그전 같았으면 칼로 열 번은 찔렀을 텐데, 그래도 요번에는 세 번밖에 안 찔렀어요. 내가 엄청 많이 참은 거죠. 그런데 아내는 그것도 모르고, 정신 못 차리고 아직도 꽁해있어요 라고 말하는 거요?"

하고 물으니, 의사의 동조해 주지 않는 듯한 반응과 질문이 다소 의아한 듯 나를 쳐다보다가

"그런 것은 아닌데……." 하며 머리를 긁적인다.

"아니면, 그전 같았으면 실컷 두들겨 패고 돈까지 뺏었을 텐데 요번엔 그냥 돈만 뺏었어요. 내가 엄청 참은 거죠! 하는 거요?"하고 또 되물으니, 그제야 무슨 소린지 알아듣는 표정이다.

아내에게 온갖 쌍욕을 한 남편이, 그래도 자기가 힘들게 참아서 그전처럼 두들겨 패고 다 때려 부수지는 않았으니 그전보다는 잘한 것 아니냐고, 스스로를 꽤 괜찮아졌다고 이야기하고 있는 것이다.

그러면서 이러한 자신의 장족의 발전(?)을 한 모습에 아내가 감동받지 않는 것을 이해할 수 없어 답답해하고 있는 것이다.

40대 중반의 여성이다. 20여 년의 결혼생활이 회의로만 다가오는, 사는 게 불행일 수밖에 없음을 주장하는 여성이다.

지난 20여 년 동안 남편의 부족한 면만을 지적하며 본인 말로도

선생님이 학생들 나무라듯 잔소리만 하며 살아왔다고 말하는 여성이다. 그런데 요즈음 특히 남편의 사랑이 아쉽고, 그립고, "남편의 따스함이 나한테는 왜 없나?", "왜 사람들은 나만 따돌리나?"라는 생각에 휩싸여 너무 억울하기도 외롭기도 서럽기도 하여 정신과를 찾아오게 된 분이다.

다니는 교회에 대해서도 "왜 내가 불편하다는데 자꾸 쫓아다니며 힘든 것 미주알고주알 다 얘기하라고 난린지 모르겠어요. 도와주려면 내 맘에 들게 위로나 해주고, 내가 싫다면 말 시키지 말아야 하는 것 아녜요?"라고 말하는 여성이다.

남편이 좋아할 만한 소위 '이쁜짓' 한 것 생각나면 이야기해 보라니까 생각나는 것 없다고 대답하며, 왜 그딴 것을 다 묻냐고 되묻는 여성이다.

어떤 일이 벌어지는지, 일단 '이쁜짓' 좀 해보라고 숙제를 내서 돌려보냈더니, 며칠 만에 와서 잘 지냈다고 선생님이 시키는 대로 했다고 말하는 것이었다.

"이쁜짓 한 게 뭔데요?"
"그냥 부드럽게 지냈어요."
"구체적으로 어떤 이쁜짓, 남편 맘에 드는 행동하셨는지 말씀해 보시라니깐요?"
"잔소리 안 했어요."
"잔소리 안 한 게 이쁜짓 한 건가요?"
"저는 맨날 선생이 학생 야단치듯 잔소리했었거든요. 지난 20여년 동안요. 근데 요번에는 정말 꾹 참고, 꼴 보기 싫어도 참고 핀잔 안 했어요."
"잔소리 안 한 게 이쁜짓 한 건가요?"
"……"
"나쁜 짓 안 하면, 좋은 짓 한 건가요?, 도둑질 안 하면 훌륭한 사람인 건가요? 이쁜짓 한 게 뭐죠?"
"안 했어요!"

그런데 잔소리 안 했으니 당연히 칭찬받을 짓 한 것으로 생각하고 있는 것이다. 참느라고 고생한 나를 몰라보고 남편이 제정신을 못 차린다는 것이다.

그런데 다 때려 부수지 않고 참고 그냥 욕하는 정도로만 자신이 정말 엄청 참고 그 정도로 끝내준 것을 아내가 몰라주고 아직도 꽁해서 인상을 쓰고 있다는 게 말이나 되는 노릇이냐고 불편한 심기를 당당하게(?) 드러내고 있는 것이다.

나쁜 짓 안한 것은, 야단맞을 나쁜 짓을 또 하지 않은 것일 뿐이지, 칭찬받을 좋은 짓을 한 것은 아님에 대한 이야기를 나누었다.
미운 짓 안한 것은, 미움 받을 미운 짓을 또 안한 것일 뿐이지, 사랑받을, 이쁜짓을 한 것은 아니라고 말해 주었다.

나쁜 짓 하던 애가 나쁜 짓을 덜 하고 안 하면, 엄마가, 선생님이, 하나님이 칭찬해주시고, 격려해 주시고, 그래 ! 너도 결단하면 이렇

게 나아질 수 있잖아?" 하면서 더 나아지도록 칭찬해주실 수 있는 것
이지,

자기 자신이 스스로 "도둑질만 했지 그래도 강도 짓 까지는 안 했
잖아!"라며 큰소리칠 일은 아닌 것이다.

무엇보다 잘못하지 않은 것을 잘한 일을 한 것인 줄로 착각하는
사람과, 그런 생각을 마음의 기저에 갖고 그가 맺는 인간관계에는,
배려와 화해와 화평과 행복보다는, 갈등과 원망과 일방적인 자기주
장만이 난무하게 됨에 대한 이야기를 나누었다.

잘못하지 않은 것은, 잘한 일을 한 것과는 엄연히 다른 것임에 대
한 이야기도 나누었다.

불행하지 않은 것이, 행복한 것은 아니다!

"어떻게 지내셨습니까?"

"잘 지냈습니다."

"어떻게 지내셨는데 잘 지내신 건가요?"

"뭐 별일 없었다는 말이죠. 술 안 먹고 싸우지 않고……. 식구에게 물어보세요. 어땠나."라고 말하며 씩 웃으며 쳐다본다.

"뭘 그리 꼬치꼬치 따지냐?"는 듯한 눈초리처럼 느껴졌다.

"술 안 먹고, 속 안 썩였으면 아내가 행복한 것입니까?"

이렇게 물으니 어이없다는 얼굴로 나를 바라본다.

이번엔 함께 온 아내에게 물었다.

"그래 좀 어떠셨나요?"

"괜찮았어요. 별로 일 저지르지 않았어요."

대답은 이렇게 하였지만 석연찮은 눈초리로 나를 바라본다.

"잘 지냈어야 잘 지낸 거지, 잘못 지내지 않았으면 잘 지낸 겁니까? 그럼 불행하지 않으면 행복한 겁니까?"

아내가 "아!" 하며 이마를 손바닥으로 탁 친다.

갈등을 겪는 많은 사람들과 나누는 대화이다.

비단 이 부부뿐만이 아니라 대개의 많은 분들이 별일 없었으면 잘 지내는 것처럼 말한다.

서로 알 것 다 알고 별로 새로울 것도 없는 부부 사이에 "뭐 그리 좋고 재미있을게 있겠냐?"고 노골적으로 이야기하는 사람도 있다.

그냥 저냥 잘못하지 않으면 괜찮은 것 아니냐고, 오히려 그런 걸 가지고 시비(?)거는 의사가 별꼴이라는 반응을 보이는 분들도 있다. 남편이 그런 반응을 보이기도 하고, 부인들도 마찬가지로 "뭐 뾰족한 수가 있겠냐?"는 반응인 경우가 많다.

몇 십 년 산 부부가 무슨 재미있을게 그리 많고, 뭐 그리 뾰족하게 행복을 느낄 수가 있겠냐는 것이다. 알 것 다 알고 볼 것 다 보고 이 젠 별로 함께 할 일도 나눌 이야기도 그냥 그렇고, 나쁘지 않으면 괜 찮은 것 아니냐는, 일면 그럴 듯한 거짓말에 스스로 속는 것인 줄도 모르고, 그게 마치 점잖은 자(者)의 처신인 것처럼, 그래도 되는 것 인 양 이야기한다.

"그럼 바둑은 몇 년 두면 바둑판 깨고, 야구는 몇 년 하고 나면 방 망이 분질고, 곰국은 서너 시간 끓이고 나면 솥 없애야 되겠네!"하는 생각이 들기도 한다.

진국이 완전히 우러나오려면 얼마를 끓여야 할까? "몇 십 년 동안 곰탕 끓이는 불 꺼뜨린 적이 단 한 번도 없다는 말도 못 들어 봤는가?"라는 생각을 해보게 된다.

"오래 묵은 생강이 맵다!" 했던가?

관계는 오래 돼봐야 그 관계가 진정 어떤 관계인지를 알 수 있고, 그렇기 때문에 오래된 관계가 진짜이고, 그 오랜 세월 동안 서로 가까워지는 노력이 지속된 관계라야 진짜인 것처럼,

부부는 세월이 가면 갈수록 새록새록 정이 더 돈독해지고, 서로를 더 알아가고, 서로를 더 위해 주고, 그래서 죽어서도 함께 묻혀도 좋을 정도로 이심전심의 경지에 이르는, 몸도 마음도 하나 되는 방향으로 끝없이 노력해야 되는 관계라는 것을,

대충 적당히 하면 되는 것처럼 생각하는, 그 괜찮다고 생각하는 기준이 문제인 것이다.

불행하지 않은 것은, 행복한 것이 아니다!
행복해야, 행복한 것이다!
괜찮아야 괜찮은 것이지, 속 썩이지 않으면 괜찮은 것이 아니다.
나쁘지 않으면, 나쁘지 않은 것이지 좋은 것은 아니다.

낙제를 면했으면 겨우 진급하는 것이지 공부 잘한 것은 아니다.
따라서 학생이 우등생 될 것을 염두에 두고, 그것을 목표로 공부를 열심히 함이 옳고 바른 것이듯,

부부지간에도 적당히 속 안 썩이고 월급이나 갖다 주고 외박까진 안 하고 술 가지고 속 안 썩이고,

밥이나 잘하고 빨래하고 청소하고 살림하고 하는 정도로, 그냥저냥 하는 것 가지고는 안 되는 것이다.

　마치 낙제 면하는 것을 목표로 삼고 학교 다니는 학생 정도에 만족해서는 안 된다는 의미이다.

　"A+는 못 되어도 A는 맞아야지!"하는 마음으로, 정말로 열심히 좋은 남편, 좋은 아내가 되고자 하는 마음가짐이 변치 말아야 할 것이며, 너와 내가 함께 일군 우리 가정을 행복한 가정으로 가꾸어가기 위해 전력을 다해야 하는 것이다.

　그럴 수 있기 위해서는, 그 자리에 속 썩이지 않고 머물러 있으면 소임을 다하는 것이 아니라, 상대를 만족시켜 주고 행복을 느끼게 해줄 수 있는 파트너가 되는 노력을, 그런 경지에 이를 때까지 지속적으로 해야 하는 것이다.

　이것은 생각으로, 머릿속에서 아는 것만으로는 안 되고, 알고 행하며 무수한 시행착오를 거쳐 가며 체득해야 가능한 것이다.

　우선은 자꾸 상대에게 무엇이 좋은지, 내가 어떻게 하는 것이 상대의 마음을 기쁘게 해줄 수 있는지를 열심히 물어서, 상대의 취향과 의도를 알고, 그것을 지속적인 노력을 통하여 익숙하게 감 잡을 수 있을 정도로, 이심전심 도통(?)의 경지에 다다를 수 있어야 하는 것이다.

　즉, 배우자에 대한 유일무이한 절대적인 전문가가 될 수 있어야 하는 것이다.

　상대에 대한 '불평 도사'가 아니라, 상대의 가려운 곳을 밝히 아는 전문가가 말이다.

그래서 "상대를 행복하게 하는 것이 바로 나의 행복이다!"일 수 있는 가정을 이루는 것이, 부부라는 인간관계의 가장 행복한 형태가 아닐까?

싸우지 않는 정도를 괜찮다고 평가하고, 그 정도를 유지하는 것을 괜찮은 것인 줄 생각하며 부부관계를 이어 가다가는 어느 세월에 진짜 제대로 행복할 수 있겠냐는 의사의 지적에, 이마를 치며, 감탄하며, 서로 마주보고 뭔가 알았다는 듯이 미소 나누며 진료실을 나가는 부부의 뒷모습을 보며, "다음 만날 때의 표정은 어떨까?" 하는 생각이 들었다.

아마도 "요 맛을 여태 몰랐군요! 이제는 좀 알 것 같습니다!" 하고 밝은 표정으로 오지 않을까 기대해 본다.

보석 주머니

TV에서 어느 오락 프로를 보는데 돼지껍데기 예찬론(?)이 전개되는 것이었다.

마침 사무실 있는 동네가 먹자골목이라, 돼지껍데기 선전하는 것 보던 참인데, "벼라 별것을 다 먹는 세상이네?" 하고 웃다 보니, 어린 시절에 오징어 껍질 도시락 반찬 먹던 생각이 떠오른다.

어쩌다 살점이라도 다소 두툼하게 붙어 있는 껍질이라도 걸리면, 그 횡재에 흐뭇하여 씹는 맛을 음미하며 입안에서 요리조리 혀 위로 살점 붙은 오징어 껍데기를 요 구석 저 구석으로 돌리던 기억이 난다.

20대 중반의 늘씬하고 건강미 넘치는 체격과 몸매의 여대생이다. 엄마가 미리 와서 한 걱정하고 가시며 한 말, "애가 키도 170이 넘고 예쁘다는 소리를 듣는 데도 그래요!"라고 한 말이 꼭 들어맞는 여성이다. 문제는 남이 아무리 괜찮다고 이야기해도, '소귀에 경 읽기'인 것 이었다.

살짝 쌍까풀 수술을 하고 눈을 조금 찢었단다.

"입 찢는다는 소리는 들었어도 눈 찢는다는 소리도 있나?" 했더니, 요즈음은 눈을 커보이게 하느라 눈 찢는 수술도 많이 한다는 것이었다.

아무튼 의사인 내 눈으로 마주 앉아 열심히 들여다봐도, 별로 수술 흔적이 느껴지지 않을 정도의 수준작임에 틀림없는 수술결과를 본인이 못 견디게 싫어하고, 못 견뎌 한다는데 문제가 있는 것이었다.

의사의 눈으로도 못 알아보겠는 것을, 모든 사람이 슬쩍만 봐도 자기 눈이 못 생기고 삐뚤게 찢어진 것을 다 알 수 있어서, 그것 때문에 자기를 싫어하는 것임에 틀림이 없고, 나이든 사람들은 몰라보고, 알아도 상관없지만, 젊은 청년들은 귀신처럼 알아채기 때문에 너무 너무 힘들다는 것이 문제였다.

바라는 것은 별것 없고, 그냥 수술 전 모습으로나(?) 돌아갔으면 하는데, 그 정도 마져도 맘대로 안 돼서 힘들다는 것이었다. 별로 실력에도 자신이 없고, 눈땜에 사람들 대하기도 그렇고 해서 졸업하면 공무원이나(?) 할까 한다는 것이었다.

몇 십대 일, 몇 백대 일씩이나 하는 공무원 시험을, "공무원이나 할까⋯⋯" 정도로, 무슨 누워서 떡먹기 정도로 이야기하고 있고, 과거로, 수술 전 상태로 돌아가고 싶다는 것을 "내가 지금 불가능한 것을 원하고 있구나!"가 아니라, "더도 말고 그 정도에서 그냥 만족하겠다는데, 고 정도도 안 된다니 성질난다."라고 말하고 있는 것이다.

가슴이 작아 콤플렉스를 느끼며 가슴 큰 사람만 보면 주눅 들고 위축되고 시선 처리가 어렵고, 안 보려고 해도 자꾸 상대방의 큰 가슴만 눈에 들어오고, 자신도 모르게 만지고 싶은 충동이 일어나고 "실제로 만지게 되면 어떻게 하지?"하는 염려가 항상 끊이지 않고 "나는 암만 생각해도 레즈비언인 것 같다."는 생각에 죄책감에 사로잡혀, 아이를 둘씩이나 낳아 키우면서도 하루도 마음 편하게 유아원도 유치원도 목욕탕도 가지 못하던 30대 후반의 주부이다.

먼 지역에 살면서도 이런 이야기를 이 사람 저 의사한테 할 수도 없고, 그나마 이곳에서 대화를 통해 도움 받았다며 굳이 여기까지 먼 길을 마다 않고 다니는 분이다.

며칠 전 방문했는데 평소와 달리 밝은 모습에 편안해 보이는 얼굴이고, 특별히 화장기 없는 얼굴이 환하게 빛나 보였다.

"무슨 좋은 일 있으셨어요? 어떻게 지내셨습니까? 오늘은 그래 기분이 어떠세요?"

의사의 질문에 평소와는 사뭇 다른 태도로 말하는 것이었다.

한 마디로 "생긴 대로 열심히 서로를 사랑하며 사는 것이 하늘의 뜻!"이라는 생각이 들었다는 것이었다.

"내 마음대로 내가 생긴 모양을 뜯어 고칠 수는 없지만, 마음은 내 마음대로 바꿀 수 있는 게 아니냐는 생각을 하게 됐어요. 서로를 있는 그대로 인정하고, 나도 나를 있는 그 모습 그대로 받아들이자 생각하고, 내가 상대에게 잘 할 수 있는 것을 열심히 했더니, 그동안 그렇게 힘들고 괴롭던 일들이 별스럽지 않은 것으로 느껴지는 거 있죠?"라고 말하는 것이었다.

주머니에 대한 이야기를 나누었다.

복 주머니, 보석 주머니, 껍데기, 껍질에 대한 이야기를 나누었다.

복 주머니를 품고 다니고, 보석 주머니를 애지중지함은, 그 주머니 때문인가 아니면 그 주머니 안에 담긴 그 무엇 때문인가에 대한 이야기를 나누었다.

나의 복은,

나의 보석은,

나의 그 주머니를 채울,

나의 진짜 값진 것은 무엇일까?

껍데기인가,

아니면 바른 마음,

　　옳은 생각,

　　　　맑은 영혼인가?

이리 저리 찾아다니며, 눈을 찢었다가 원래대로 만들기도 하고, 가슴을 풍선 부풀리듯 키웠다 줄였다 하며, 복 주머니, 보석 주머니 겉모습 열심히 가꾸며, 마음에 안 든다고 이리저리 뒤집어 보는 바람에, 안에 담겨 있어야 할 진짜 복은 다 달아나고, 안에 들어 있어야 할 진짜 귀한 보석이 다 쏟아져 버리는 줄도 모르고, 주머니에만 정신 팔려 있는 형국에 대한 이야기를 나누었다.

멋진 보석 주머니 옆구리에 꿰차고 남의 시선 끌어 모으기 위해, 그나마 조금 남아 있던 보석 팔아치우는 형국과, 그렇게 하기를 부추기는 세태의 흐름에 휘말리는 것에 대한 이야기를 나누었다.

보석 주머니에 초점 맞추고 방황하는 영혼과, 보석 주머니 속에 진짜 보석을 채우고 그 들어 있는 보석을 바라보며 행복을 누리는 마음에 대한 이야기를 나누었다.

행복의 물꼬!

환자는 없고 출출해서, "뭐 좀 먹을 것 없나?" 생각하는데, 마침 냉장고 속에 어제 하늘에서 뚝 떨어진 도너츠 넣어둔 것이 생각나서 꺼내어 먹다 보니, 어제의 기분 좋은 만남이 생각난다.

점심시간을 이용하여 생방송으로 진행되는 라디오 상담프로를 마치고 돌아오는 지하철 안에서의 일이었다.

어느 젊은 여성이 남편의 부축을 받으며 목발을 짚고 힘겹게 지하철을 타는 것이었다. 나는 이미 두 번 씩이나 지하철에서 자리를 양보 받은 전력이 있는 노친네(?)이긴 하지만, 그래도 목발 짚고 힘들어하는 사람을 보니 그냥 앉아 있을 수가 없었다.

의협심이 발동한 나는 자리에서 벌떡 일어났다. 전혀 예측을 못했었나 보다. 깜짝 놀라며 괜찮다는 부부를, 나는 목적지에 다 왔노라고 달래서 겨우 앉히고 열차가 향하는 쪽을 보고 기둥에 등을 기대고 서 있을 때였다.

"선생님 안녕하세요?"

웬 젊은 여성이 다가서며 반갑게 인사를 하는 것이었다.
"아, 네!" 하고 인사하고 보니 오래 전 환자였다.

때로는 이럴 때 난감함에 처할 수도 있다. 나를 찾았던 환자인 것은 분명한데 만난 지가 오래 되어 어떤 문제로 진료 받았던 분인지 기억이 얼른 떠오르지 않을 때이다.

그런데 어제는 다행스럽게도 그 여성의 얼굴을 보는 순간, 내 뇌리에 각인되어 있던 그분에 대한 기억과 그분에게서 풍기는 분위기가 환자로서 진료실에서 만났을 때와 다소 달라 멈칫하기는 했지만, 그래도 순간적으로 어떤 문제로 상담했었는지가 떠올랐다.

부잣집에서 귀하게 컸고, 세칭 일류 여대를 나온 엘리트였다. 잘난 아들 두었다고 목에 힘주며 며느리 우습게 여기는 시어머니와, "바람도 가끔 밖에 피우지 않는데, 뭘 그렇게 자꾸 난리야!"라는 생각을 가진 남편과, "내가 어디까지, 언제까지 이런 식으로 희생하며 살아야 되는데?"라는 마음으로 갈등하면서도, 그래도 할 것은 다 하면서 자신의 기준에서 벗어나지 못해 고생하던 분이었다는 기억이 떠올랐다.

처음에 잠시 멈칫했던 것은, 내가 기억하고 있는 그 여인의 표정은 다소 어둡고 무엇엔가 눌린 구석이 엿보이며 슬프고 회심한 느낌이었던데 반해, 어제의 그녀는 밝고 행복하고 환한 얼굴 이였기 때문이라는 것을 잠시 대화를 나누면서 깨달을 수 있었다.

"웬일로 이 시간에 지하철을 타세요?"

조금 전 자리 양보를 할 때 사양하며 실랑이하는 소리를 듣고 나를 발견했던 것 같았다.

병원에서의 만남이 별로 유쾌한 기억이 못 되어서 그런 건진 몰라도, 환자분들이 통상 길에서 마주쳐도 아는 척을 하지 않는다. 나 또한 상대가 어떻게 받아들일지 몰라 상대가 아는 표시를 해야 그때서야 나도 맘 놓고 인사하곤 했었는데, 이 분은 가까이 다가오며 반갑게 인사를 하는 것이었다.

그리곤 첫마디에, "그동안 지내면서 선생님께 많이 감사드렸어요."라고 말하는 것이었다. 남편과의 관계도 아주 많이 좋아지고, 맘도 많이 안정되고, 자신이 부족한 부분이 많았음을 깨달았고, 이제는 스스로 남편에게 다가가려 노력하고 있다고 말하는 것이었다.

아이가 고3이라 수능만 끝나면 군인인 남편이 있는 전방으로 들어가 함께 어려움을 이겨낼 생각이라고도 했다.

이야기하는 표정이 살아 있었다.

자신의 문제를 깨달아 안 사람의 희열과 행복이 그 얼굴에 드러나고 있었다.

"제가 저의 문제를 깨달을 수 있었던 데는 선생님의 도움이 아주 컸습니다."

이렇게 말하며 웃는 모습에서 깨달은 자의 평안함이 느껴졌다.

시도 때도 없이 발동되는, 나의 '생각을 나누려고 하는 열정'이 또 발동되어 한 마디 하였다.

이성(理性)은 반듯하고, 구부러지고가 있을 수 있으나, 감정(感情)은 길이 없는 법임을 말해 주었다.

그리고 물이 길 생긴 것 하고는 상관없이 낮은 곳으로 흐르고, 물꼬 트인 데로 흐르듯, 감정도, 따스함이란, 이해함이란, 사랑함이란 물꼬가 트여 있는 곳으로 흐르게 되어 있다는 것을 이야기 해주었다.

남편이 아내의 품에서 따스함을 느낄 수 있도록 관심을 갖고 배려하고 사랑해 주는 마음이 중요하다는 말도 덧붙였다.

전방으로 갈 결심이, 함께 어려움을 극복하고 나아갈 결심이, 부부의 삶을 더욱 견고하고 복되게 만드는 기회가 될 수 있을 것이라고 말해 주었다.

병원 앞에서 지하철을 내리며 인사를 하는데 무엇인가를 불쑥 내밀었다. 도너츠 박스였다. 기쁜 마음으로 드리고 싶다는 말에, "어—" 하다 받아 들고 들어와 직원들에게 주었다. 마음 뿌듯한 보람을 느꼈다.

그렇다! 감정은 물꼬 트인 곳으로 흐르는 법이다!
내가 남편의 마음을 제대로 헤아리고,
아내의 아픈 곳을 다독거리며,
감정의 물꼬를, 비오는 날 힘들어도 물꼬 트러 나가는 농부처럼,
사랑이 오갈 수 있는 물꼬를 제대로 잘 트는 것이 중요하다.

"왜 날 사랑하지 않냐?"
"왜 사랑 표현이 이렇게 시덥잖냐?"

"이 정도밖에 못하겠어?" 하고 원망하기보다,

사랑의 물꼬를 잘 터서,
마음껏 사랑이 오갈 수 있게 노력해야 함의 중요성을 다시 한 번
확인 할 수 있었다.

느닷없이 지하철에서 얻은 도너츠가 그렇게 달콤할 수가 없다!

제 6 장

지혜, 깨달음, 말씀과의 만남!

― 존귀하나 깨닫지 못하는 자는 멸망하는 짐승과 다를 바 없음이
니, 지혜와 깨달음과 말씀과의 만남에, 나의 영혼이 항상 민감
할 수 있게 하옵소서! ―

"오늘은 새로운 날이다!"

　"오늘은 새로운 날이다! 과거야 어쨌든, 오늘은 새로운 날이다!"라는 말씀을 읽었다. 오늘 이전에 사로잡혀, 오늘과 오늘 이후를 놓치는 삶이 되어서는 안 된다는 뜻의 말씀이다.

　말씀을 읽으며 지난 30여 년 동안 정신과 의사로서 수많은 환자들과 그들이 겪는 온갖 다양한 현실적인 어려움에 대하여 이야기 나누며 애써온 것이, 바로 이 말씀처럼 나를 찾아오는 환자분들이 오늘과 오늘 이후를 멋지게 일구어갈 수 있는 새 사람이 되고, 새로운 삶을 일구어 갈 수 있도록 돕고 격려하며, 그들이 "오늘은 새로운 날이다!"를 외치며 하루하루를 능동적으로 맞이하는 사람으로 거듭날 수 있도록 도와온 나날들이었구나 하는 생각이 들었다.

　그러면서 나의 오늘을 생각해 본다.

　며칠 전 전동 톱을 가지고 전지하다가 톱을 놓치는 바람에, 그 1분에 12000번 회전하는 전동 톱이 튕겨져서 왼쪽 손바닥을 때리는 사고를 당한 일이 있었다.

　그 바람에 손바닥과 팔목 반쪽이 거의 다 찢기고 뜯겨졌지만, 4시

간여의 응급 현미경 수술 끝에 손을 살릴 수 있었고,

무엇보다도 그 톱날이 얼굴로 튀지 않아 생명을 구함 받을 수 있었고, 더욱이 그 다친 손 바로 옆에서 지켜보시던 장모님에게로 튀지 않고, 내, 그것도 왼쪽 손바닥을 때려서, 비록 손바닥이 온통 다 파손되기는 했어도, 손가락도 톱날에 휘말려 뜯겨나가지 않았고, 정신도 말짱해서, 토요일 오후에 다치고 일요일 새벽 2시까지 수술 받은 몸으로 월요일부터 근무도 할 수 있었던 것을 생각하니, 오늘 아침에 읽은 "오늘은 새로운 날이다!"라는 말씀이 평소와 다른 느낌으로 다가오는 것이다.

그렇지 않아도 익숙지 않은 위험한 도구를 사용하면서 몇 차례의 작은 상처로 조심하라는 사인을 주셨건만, 나잇살이나 먹어가지고도 조심하지 않고, 겁 넘고 부주의하여, 내가 다친 것은 당연히 받아들이지 않으면 안 되는 내 잘못임이 분명한데,

그런 와중에서도 제일 단단한 곳인 손바닥 한 가운데로 튀는 톱을 인도하셔서, 손가락도 안 잘리고 얼굴도 안상하고, 손바닥을 치고 떨어지던 전동 톱이 바지 무릎에 들러붙는 바람에 옷이 찢겨지며 톱날을 휘감아 국소를 피해가게 하시고, 톱이 튕겨져 날아가는 그 자리에 내 왼 손이 없었다면 톱이 내 옆자리의 장모님 얼굴을 때렸을 것을 생각하면,

기왕에 다치는 마당에 이렇게 적절하고 알맞게(?) 다칠 수 있었던 것이야말로 정말 특별한 은혜라는 생각을 아니할 수 없다.

팔목의 동맥이 끊겨 솟구치는 핏줄기를 피해, 팔목을 까만 뚝 고

무줄로 꽉 꽉 있는 힘껏 동여매어 피를 안 통하게 하고, 응급실을 향해 대문을 박차고 뛰어 나가면서, 나도 모르게 몹시 아파 흐느끼고 떨리는 목소리로, "아이쿠! 감사합니다!" 소리가 절로 나오는 것을 경험하였다.

명색이 의사인지라, "빡"하고 뭐가 뭔지 정신이 깜빡했다 쳐다보니, 손바닥이 쩍 벌어진 게 보이는데, 그 순간 무슨 일이 벌어진 것인지에 대한 상황판단이 되었다.

"이제 이 왼 손은 못쓰게 됐구나!" 하는 생각이 퍼뜩 들었다.

다친 손을 수건으로 둘둘 말아 틀어쥐고, 피를 질질 흘리며 택시라도 잡으려고 뛰어나가는데, "감사합니다! 그래도 왼손이네요!" 하는 독백이 저절로 흘러나왔다.

"그래도 움직일 수 있고, 정신이 멀쩡하고, 오른 손을 쓸 수 있으니, 내 몫은 담당할 수 있잖아요!" 하면서, "감사합니다!"는 흐느낌이 절로 나왔다.

말 안 듣고, 몇 번의 작은 상처를 통해 주신 경고를 무시하는 이 못나고 어리석은 자를, 더 큰 위험으로부터 건지시어 그래도 앞으로 남은여생에 무엇인가 할 일을 더 하게 하시려고 이런 경고를 발하신 것으로 마음 깊이 받아들이고 감사한다.

환자들과 "못 뵐 뻔 했는데 이렇게 다시 뵙게 되서 너무 반갑습니다!"하고 인사를 나눌 때마다, 정말로 그 한 분, 한 분의 얼굴이 다시 봐지며 그렇게 감사하지 않을 수 없다.

쑤시는 상처를 볼 때마다, 좋은 세상 만나서 그 끊어진 신경이나 힘줄의 잔가지까지 현미경 수술로 4시간에 걸쳐 끊어진 것들을 다 연결할 수 있었음에 감사하지 않을 수 없다.

상처를 감싸고 있는 압박 붕대를 들여다보며, 이 같은 압박 붕대를 얼굴에 가득 감은 채, 중환자실에 누워 있는 내 모습의 영상이 겹쳐지며 감사하지 않을 수 없다.

사위 다쳤다고 특별히 맛있게 정성으로 준비해 주신 저녁상을 병실에서 대하면서, 내 왼손에 그 톱날이 박히지 않았더라면 장모님이 다치실 수밖에 없었던, 모르긴 몰라도 그 톱이 장모님께로 튀었다면 아마 돌아가셨을 것으로 생각되는 사고 당시의 상황을 되돌아보며, 그래도 이렇게 왼손을 다칠 수 있었던 것이 얼마나 감사한 일인가를 고백하지 않을 수 없다.

상처를 대할 때마다 말을 지지리도 안 듣는 이 못나고 어리석은 자를 그래도 어디엔가 쓰시기 위해 살 기회를 한 번 더 주셨다는 생각에 감사와 기쁨을 느낀다.

환자를 대할 때마다, "그래 이 사람을 잘 도우라고 살려 주신 거야!"라는 생각이 들면서 더욱 정성을 기울이는 나의 마음을 느끼며, 작은 아픔을 통해 큰 감사와 기쁨과 깨달음과 삶의 의미를 새롭게 생각해 볼 수 있게 해주심을 감사하지 않을 수 없다.

"무엇을 위해 나에게 새날을 허락 하셨나?"를 곰곰이 생각하며,

만약에 그날 죽었더라면 내 삼우제 날일 수도 있는 오늘을 맞이한다.

어제까진 어쨌거나 오늘 이후는 제대로 사는 삶이 될 것을 다짐하며 다친 팔을 내려다보며 다시 한 번 고백한다.

"감사합니다!"

"나는 짝퉁이 아니다!"

나는 진품이다!

명품까지는 아닐지 몰라도 만드신 분이 "보기에 좋았더라!"라고 말씀하신 정도니까, 꽤 괜찮은 작품인 것만은 분명한 사실이다.

적어도 짝퉁은 아닌 것이다!

따라서 나는 짝퉁처럼 흉내나 내다 마는 인생이 아니라, 나 나름대로의 창조적인 삶을 창조주의 뜻 안에서 일구며 살 것이다.

나를 짝퉁 취급해서 "이것은 저 유명한 누가 좋아하는 것이니까……." 하며 접근하지 말 것이며,

나를 짝퉁 만들려고 "당신은 누구처럼, 이렇게 저렇게 하면 더 멋있을 것 같고, 더 더욱 가치를 인정받을 수 있을 것 같습니다!"라며 꼬드기지 말라!

나는 세상 모두가 이렇게 저렇게 짝퉁으로 사는 게 더 인기 있는 길이라 할지라도, 짝퉁의 길이 아닌 날 창조하신 분의 뜻을 따라 창조적인 인생을 일구어 갈 것이다!

왜냐하면 나는 짝퉁이 아니라, 진품이기 때문이다!

비록 그 길이 다소 어렵다 할지라도,
아니 설혹 아주 많이 어렵다 할지라도, 그 어려움을 덜어내기 위해 사람이 짐승이 되기를 선택할 수는 없는 노릇이기에,
조금 덜 어렵다 해서 진품이 짝퉁으로 전락됨을 용인할 수는 없는 노릇이기에,
나는 창조주의 뜻대로 창의적인 진품으로서 세상을 살아갈 것이다.

이는 단순한 나의 생각이고, 나의 주장인 것이 아니라,
그 분의 말씀이고, 명령임을 천명하는 바이다!

별 삼형제

차별은 본래 없는 법이고,
구별은 원래 있는 법이고,
분별은 스스로 갖추어 항상 있어야 하는 법이다!

인격과 가치와 사랑에 차별은 없고,
생각과 능력과 역할과 행함은 구별이 있고,
설 자리인지 앉을 자리인지, 나아갈 때인지 머무를 때인지, 내 일
인지 남의 일이고 도울 일인지, 나, 너, 상황, 조건에 대한 바른 헤아
림과 자신의 나아갈 바에 대해 올바로 판단하고 판별할 수 있는, 즉
분별이 있어야 하리라!

차별은 수직적으로 인간을 평가하는 것이고,
구별은 인간의 역할을 수평적으로 바라보는 것이고,
분별은 이를 바르게 앎이라 말할 수 있을 것이다.

이 차별과 구별과 분별의 바른 적용이야 말로,

인간을 인간다울 수 있게 하는 특성일 수 있고, 또 마땅히 그래야 할 것이리라!

이 별 삼형제의 조화,
인간 차별은 없어야 하고,
구별은 분명히 있으며,
분별(주제, 상황, 역할 파악과 나아가고 머무름)이 제대로 작동되고 있어야,
비로소 인간으로서, 인간답게, 제대로 잘 살 수 있는 것이다.

무엇을 살 것인가의 답이 소명대로 사는 것이라면,
어떻게 살 것인가의 답은 바로 이 별 삼형제의 조화에 있다 할 수 있을 것이다.

이 별 삼형제가 힘을 모아,
마땅히 행(行)할 일을 하고 사는 것이 잘사는 것이라 말할 수 있을 것이다!

지금 살아 있음을 감사하는 삶!

"절대적으로 분명한 것은 언젠가는 틀림없이 죽는다는 사실 아닐까요? 그렇다면 60년 후에 죽으나 지금 죽으나, 죽기는 매일반인데 꼭 그렇게 기다렸다 죽을 필요가 있을까요? 차라리 지금 죽는 게 나은 것 아닐까요?"

며칠 전 20대 후반의 청년이 상담을 요청하며 조심조심 진지하고 심각한 표정을 지으며 한 말이다.

말은 다소 더듬으며 조심스럽게 하고는 있지만, 그 자기가 하는 말에 대한 생각은 확고하다는 느낌을 받았다.

"죽는다는 것보다 좀 더 확실한 것은, 바로 지금 살아있다는 사실이 아닐까? 언제 올지 모르는 죽음을 생각하기보다, 지금 살아있다는 사실을 확실하게 인지하고, 열심히 살 궁리를 하는 것이 중요하지 않을까?"하고 대답하니, 고개를 갸웃거리며,

"그런 게 있었나?"하는 표정으로 날 바라보고 있다.

항상 내담자들과 대화를 하면서 느끼는 점이지만,

"무엇을 보느냐?"의 자세가 정말 중요함을 다시 한 번 생각하게 되었다.

"죽음을 바라보며, 죽음으로 점점 다가가는, 죽음보다도 더 고통스런 나날들을 왜 굳이 60년이나 계속 고통스럽게 경험해야 하느냐!"라고 말하고 있는 것이다.

오늘을 살아있는 것으로 보지 않고, 어제보다 하루 죽음과 더 가까워진 것으로, 어제보다 하루 더 죽은 것으로 보면서, 지금 막 죽음이 진행되고 있는 것처럼 인식하면서 점점 더 심해지는 공포를 경험하고, 죽음에 대한 두려움을 느끼고 있는 것이다.

새날을 기대하고, 오늘은 어떠한 일이 있을까, 오늘은 어떤 일을 할까를 생각하며 흥분과 환희로 오늘을 시작하는 것이 아니라,
"그러니 어차피 죽을 게 빤한 것을, 오늘 또 버티고 살아있는 게 무슨 의미가 그렇게 있다고, 이 생고생을 계속해야 하나?" 하고 생각하며 오늘을 맞고 있는 것이다.

천당과 지옥의 차이가 바로 여기에 있는 것 아닌가 생각해 본다. 죽음이야 어차피 만나기로 되어 있으니, 언제 만나게 되든지, 그 때까지는 사는 것처럼 살고, 보람 있고 의미 있게 살며, 이웃에게 유익을 끼치는 삶을 살다가, 때가 되어 죽음이 찾아오면, 그땐 그때까지 원 없이 흡족하고 행복하게 잘 살아온 것을 감사하며, "모든 인생이 가는 이 길을 이제 내 순서가 왔으니 순리대로 받아들이리라!"하

고 죽음을 맞이할 것을 생각을 해본다.

'있는 것'을 보는 것과, '없는 것'을 보는 것에는 이런 천국과 지옥의 차이가 있는 것이다.
'있을 것'을 기대하며 그때를 위해 준비하는 삶과,
'없어질 것'을 생각하고, "지금 있다고 해봐야 어차피 곧 없어질 것이니까 없는 것이나 매일반 아냐?" 하고 생각하고 사는 삶의 차이가 이렇게나 큰 것이다.

나는 무엇을 보며 살고 있나?
죽는다는 사실보다 더 더욱 분명한 것은 오늘 살아 있다는 것이며, 그 오늘을 다스리고 운용할 책임과 권리가 나에게 있다는 사실을 되새기며,
"오늘도 신나게, 내 인생 최고의 날로 살아야지!"하는 마음으로 출근길에 오른다.

오늘이여! 축복일 지어다!

"아들아! 시작하고 5분이 중요하단다!"

인기 있고 국민적 관심이 높은 축구 경기를 볼 때면 어김없이 들려오는 진행자나 해설자의 말이 있다.

"축구는 시작하고 5분을 어떤 팀이 장악하느냐가 승패의 중요한 갈림길입니다."나 이와 유사한 내용의 멘트들이다.

부부 사이에 갈등이 있어서 어려움을 호소하는 분들과 대화하다 보면, 결혼하고 한참을 잘 살다가 문제가 생기는 바람에 사이가 안 좋아졌다고 말하는 경우보다는, 결혼 초기의 어떤 문제나 섭섭했던 일 또는 오해를 꼭꼭 붙잡고 소중히(?) 간직하고, 지난 수년에서 또는 수십 년의 세월을 어떻게 하든 화합하고 협조하고 잘 살려고 노력하기보다는, 불쑥불쑥 치밀고 올라오는, 안 그러려고 해도 자꾸만 자꾸만 떠오르는, 결혼 초기의 나쁜 기억들로 인해 억지로 참고 견디고 화를 찍어 누르고 견뎌온, 인고의, 심신이 피곤하기만 한 세월이었다고 말하는 분들이 많다.

결혼을 축구 경기에 비유한다면, 시작하고 5분은 어느 정도의 기간에 해당이 될까?

대략 5%로 어림잡아 본다면, 결혼 생활을 50년으로 보았을 때 결혼하고 약 2—3년의 기간에 해당된다고 볼 수 있을 것 같다.

결혼하고 2—3년 사이에 집안 분위기가 어떻게 잡히느냐에, 둘 사이의 관계가 어떻게 자리를 잡고 잘 적립되느냐가, 축구에서의 경기 시작 후 5분의 분위기가 승패에 결정적일 수 있듯이, 평생의 부부생활의 성패를 가름하게 된다는 계산이 나온다.

다만 축구와 다른 것은, 축구는 한 팀만 승리할 수 있고, 한 팀밖에 행복할 수 없지만,

결혼생활에서의 승리와 성공은, 우리 가정의 승리이고, 부부의 승리이고, 부부와 가족 구성원 모두가 다 행복하고 성공적인 삶이 된다는 것이리라.

따라서 결혼 초에는 살얼음 밟듯이 조심하며, 아내 마음 상하게 하지 않도록 배려하고, 아내를 보다 더 이해하고 알아가도록 노력하라고, 신혼여행 다녀와 첫 출근하는 아들에게 일러주었다.

"40여 년 전에 이런 생각을 할 수 있었더라면 더 좋았을 것을!"

하는 생각을 하면서……

안 보는 것과, 안 보이는 것

안 보이는 것은, 그래도 있는 것이고,
안 보는 것은, 있음에도 불구하고 나에게는 없는 것이다.

어른이 다 보고 있는 줄도 모르고 잔머리 굴리며 "아무도 못 보겠지!"하고 지가 꽤나 똑똑한 줄 생각하는 어린아이처럼,
자신의 문제를 안 보는 마음은, 자신에게 자신의 문제가 안 보이기 때문에 문제가 없는 것이 아니라, 문제는 있는 것이고, 세상이 다 아는 것을 자신만 모르고 손바닥으로 자기 두 눈을 가리고 "영구 없다!"를 크게 외치는 듯한, 입가에 훔쳐 먹은 고기 기름이 잔뜩 묻은 줄 모르고 점잔빼는 바보일 수 있는 것이다.

못 보는 것은 이처럼 안 보는 것과는 달라서, 이 안 보며 없는 줄 생각하는 것이 자칫 악한 일일 수도 있는 것과는 달리, 어리석다고 말하는 것이 옳지 않을까 생각해 본다.
행복의 조건이 자기 옆에 뒤에 심지어는 눈에 빤히 보이는 바로 코앞에 잔뜩 있는 것을 못 보고, 마음에 안 드는 조건만 탓하며 불행

에 사무쳐 사는 인생이 얼마나 많으며, 감사의 조건을 보지 못하고 항상 무엇인가가 많이도 아니고 꼭 숨 꼴까닥 할 만큼만 모자라 항상 까치발을 하고 살듯이 사는 안타깝고 초조한 인생들이 얼마나 많은가?

원망과 한탄 속에 "왜 태어났나?"를 노래하고, "어머니! 왜 날 낳으셨나요?"를 외치며, 자살의 만용을 용기라고 부러워하면서, 스스로를 불행으로 몰고 가느라 귀한 인생 다 허비해 버리는 어리석은 자들은 또한 얼마나 많은가?

마치 주머니 구석에 끼어 있는 백 원짜리 동전을, 주머니 속을 찬찬히 찾아보지도 않고 대충 뒤져보는 바람에 발견하지 못하고, 돈이 한 푼도 없는 줄로 생각하고 서럽게도 점심을 굶고 해부학 오후 실습하며, 배고파 죽겠는데 늦게 끝내준다고 교수님만 원망하고 속으로 욕하며, 늦게까지 있기 싫은 것은 교수님도 매일반 일 텐데도 포르말린 냄새 같이 맡으며 하나라도 더 가르치기 위해 헌신하시는 교수님 보고, "누가 당신 보고 수업시간 끝났는데도 집에 가라 소리 안 하고 더 가르쳐 달라고 했습니까?"를 속으로 궁시렁 거리며 불행을 자가 발전하던, 의과대학 시절의 나의 어리석은 삶 같은 모습이 지금도 도처에서 일어나고, 그것도 모자라 남까지 그렇게 살라고, 안 봐도 될 만한 것은 열심히 보기를 권유하고, 안 보면 안 되는 바르게 사는 것이 어떤 것이고 무엇인가에 대하여는 "볼 것 없다!" 호도하고, 못 보게 하는 일이 너무나 횡행하는 현실을 다시 한 번 생각해 보지 않을 수 없다.

지금의 나도 혹 헛소리를 하고 있으면서도 마치 뭔가 대단한 것을 보고, 이야기하고 있다는 착각에 사로잡혀 이 글을 쓰고 있는 것은 아닌지?

'자기생각'이라는 생각의 함정에 빠져, 정작 봐야 할 것을 보지 아니하는 악한 삶과, 꼭 보아야 할 것이 바로 옆에 있음에도 불구하고 보지 못하며 먼 곳만 바라보고 헛된 곳만 두리번거리며, 단 한 번밖에 주어지지 아니한 아까운 삶의 기회를 낭비해 버리는 어리석은 자가 아닐 수 있도록 노력해야 함의 중요성을 다시 한 번 되새겨본다.

노후에 진짜로 중요한 것 !

노후에 진짜로, 제일 중요한 것은 과연 무엇일까?

생존 이전에 존엄의 유지이고, 돈이 아니고 사랑이어야 하지 않을까?

취급이 아니고 대접이어야 하며, 안락하게 죽을 곳이 아니라 날 사랑하는 사람들이 있는 곳이고,

편안히 죽을 수 있는 것(안락사)보다는, 기림 받으며(자식의 마음에 의탁하는) 죽을 수 있어야 되는 것이 아닐까?

아버님의 돌아가심을 옆에서 지켜드리며, 죽음에 이르는 길이 반드시 고통이고 불행인 것만은 아니고, 더군다나 비참함은 더 더욱 아닌 것을 보았다.

자신이 아프고 죽어가고 있음을 보고 느끼는 것이 아니라, 가족과 자식의 보호와 관심과 사랑 가운데 있음을 보고 느끼며, 아픔 가운데에서도 감사가 있고 죽음을 맞으면서도 행복해 하시는 모습을 보았다.

100억대 재산을 가진 86세의 건강한 아버지의 친구 분이, 1년 반을 움직이지 못하고 누워서만 지내며, 이제 오늘일까 내일일까 죽을 날만을 기다리는 친구를, 죽음이 둘 사이를 갈라놓기 전에 마지막 인사 나누고자 서울서 내려와 두어 시간 말씀 나누시는 동안, 턱 밑까지 죽음이 차오른 아버지를 마냥 부러워하는 것을 보았고, 아버님께서 재산이 무일푼인 것이 노년의 행복과 무관함을 설파하시며, 건강해서 대전까지 당신의 죽음을 환송하기 위해 위문 온 친구 분을 되래 위로해 주시는 것을 보았다.

그리고 또 본 것 한 가지는, 돈이 아무리 많아도 사람은 결국 굶어 죽을 수밖에 없다는 것이었다.

과연 무엇이, 어떤 힘이, 어떤 능력이, 재산 제로, 유산 제로의, 곡기도 끊기고, 굶어서 이제 곧 세상과 하직할 수밖에 없는 처지의 아버지를, 저토록 당당하게 백억 대 이상의 재산가인, 아직도 건강한 친구를 위로하고 격려하게 할 수 있는 것일까?

분명히 알 수 있고 말할 수 있는 것은, 돈은 분명코 아니었다.

건강도 아니었다.

그분에게는 돈은 있었지만 자식의 품안에서 죽을 수 있다는 확신이 없었던 것이고,

아버지는 돈은 없었지만 어차피 죽으면서 돈을 가져갈 수 있는 것도 아니고, 죽음도 갈라놓을 수 없는 자식과의 사랑과 신뢰가 있었고,

그 친구 분과 같은 재산 축적이 아버지에게도 가능했었으나, 그

길을 포기하고 재산 모으는 노력 대신 자식 가르치는데 모든 것을 쏟아온 지난 날 들에 대한 자긍심이 있었고,
　아버질 가슴에 품고 자식의 사랑과 관심 가운데 돌아가실 수 있도록, 아버지의 죽음을 함께 하는 자식이 있음에 대한 뿌듯함,
　"승리하는 삶이었다!"는 지나온 삶에 대한 확신이 있으셨던 것이다.
　"믿는 대로 되리라!"를 사시고, 믿으신 대로 되신 것이다.

　나도 아버지의 당당한 죽음을 보았고,
　나의 아들도 할아버지의 죽음 앞에서의 당당하심을 보았다.

　내가 나의 아버지의 뒤를 따르고자 결심을 새로이 하듯,
　나의 아들도 아비를 닮고자 할 줄 믿는다.

　나와 내 집은 아버님의 가신 그 길을 따라 가리라 결심을 다진다!
　믿는 대로 될 것을 믿고 진력을 다 하리라!

　나와 내 집은 생존의 길이 아닌, 사랑과 신뢰와 믿음의 길을 가리라!
　내가 나서 사랑을 가르치고 본을 보이며 키운 나의 자녀의 아버지에 대한 사랑을,
　내 마음에 드는가의 기준으로 평가하며 갈등하는 것이 아니라,
　나의 노년에 보일 나의 자녀의 아버지에 대한 사랑이, 나의 지나온 삶의 결과로 알고 받아들일 결심을 한다.

"만약 이담에 늙어서 내 아들이 날 돌보지 않으면 어떡하냐? 닭 쫓던 개꼴이 되면 어떡해!"하며 자식에 대한 불신과 노후에 대한 불안을 심어 주려고 속삭이는 사탄의 속삭임을 묵상하지 아니하고,

사랑과 기림과 진정한 애도 속에, 자녀들과 앞으로 있을 후손들의 품속에서, 그들의 사랑과 관심의 마음에 안겨 죽을 수 있기를 믿고 그러할 것을 묵상하고 평안한 마음으로 노후를 맞이할 것이다.

나와 나의 아내와 나의 자녀들이,

내 아버지의, 저들의 할아버지의 돌아가심에 마음을 함께 할 수 있었듯이,

나의 자녀들과 그들의 아내와 남편, 그들의 자녀들도, 부모의 가르침을 따라, 나의 죽음을 돌봐줄 수 있을 줄 믿는다.

어떤 결과가 있을지라도 그것이 나의 짧은 삶의 결과이고 역사이리라!

"내가 왜 늙어서까지 니들 신세를 지냐!"를 되뇌어,

자녀들에게 "부모를 돌보고, 신경 쓰고, 사랑으로 보듬어 안는 것은, 부모가 자식들에게 신세 끼치는 것인가 봐!"로 어려서부터 생각하게 키우지 않고,

"나는 너의 마음속에, 너의 사랑의 손길에 의탁하고 죽음을 맞이하련다, 그때 아비를, 엄마를 네가 마음에 품을 수 있는 인생이 될 수 있도록 하루하루를 보람되게 살고, 스스로의 인격을 잘 키워 나가거라.", "나는 너를 믿는다!"를 말하며 키우리라!

할머니가 아버지를 키우시며 하신 말씀, "내가 이담에 늙어 힘없으면, 니가 내 지팡이가 되어 줄줄 믿는다!"하신 것처럼,

나 또한 내 아이가 커서 나의 노후에 나의 지팡이가, 마음으로, 사랑으로, 감사함으로, 물질로, 힘 닿는 데까지, 기꺼이 나의 지팡이가 되어줄 것을 믿고, 또 그렇게 되라고 가르치리라.

나의 자녀들이 부모의 지팡이 노릇을 할 수 있는 축복받은 인생이 될 수 있기를 기도하는 부모가 될 것을 결심한다.

"심은 대로 거두리라!"는 말씀을 따라, 나는 배은망덕이 아닌, 지팡이 정신과 감사와 사랑과 섬김과 찬양의 마음을 심으리라!

노후에 가장 중요한 것은, 뭐니 뭐니 해도 사랑하는 이들과의 아름다운 관계와, 넘치는 사랑과 진심어린 관심과, 죽음 후까지도 나와 함께 하는 이들이 있다는 믿음이 아닐까?

내 불행의 확정(確定)은?

조건·상황·환경·관계가 나의 불행을 결정하는 것이 아니다!
조건·상황·환경·관계를 내가 불행으로 인식(認識)하는 것이
다!

바로 지금의 내가 이렇게도 견딜 수 없어 고통스러워하는 이 열악
한 조건, 상황, 환경, 관계를 지금 이 순간 너무 너무 부러워하며,
"나도 저 만큼만 되었으면!"하고 소원하는 사람들이 지금 이 순간
에도 수없이 많은 것이다.

내가 세상에서 제일 불행한 사람이고, 운명이고 팔자라고, 그 누
군가가 아닌, 바로 내가, 나의 '불행서열'을 매기는 것이다.
"도저히 나는 안 돼! 나는 할 수 없어!"라고 말하면서, 변화를, 극
복을, 개선을, 초월을 '포기선언'하는 것도, 바로 이 '나(自我)'인 것
이다.

"이럴 수는 없어! 이대로 있어선 안돼!"하고,

내가 딛고 일어서면, '일어남'의 변화가 일어나고,
내가 가면, '감' 변화가 일어나고,
내가 노력하면, '바라는 바를 향한 변화'가 일어나고,
바라는 바를 이룰 수 있는 가능성이 높아지는 것이다.

희망이 샘솟고, 소망을 갖고 사는 자의 기쁨과 행복감을 맛볼 수
있게 되는 것이다.
나의 처한 상황이 어떠하든, 내가 하기만 한다면…….

나의 불행은 결국 내가 결재한 것이다!
내가 지우고, 다시 결재하면, 행복을 향한 변화가 새롭게 시작될
수 있는 것이다.

약할 때 강함 주시는 그 분의 도우심을 굳게 붙잡고,
지금 밝음을 향해 '돌아섬'을 결재하면 되는 것이다!

"생각이 사람이다!"

행복은,
있어서 행복한 것이 아니라,
행복이라고 생각하고 인식하여 행복한 것이다.

지옥에서도, "듣고 예상했던 것보다 덜 힘드네!"라고 생각하면 행복일 수 있고,
천국에서도, "생각만 못하네!" 생각하면 불행한 것이다.

행복한 생각이,
행복으로의 인식이,
바로 행복인 것이다.

행복은 상황과 환경과 조건에 의해 결정되는 것이 아니라,
그 상황과 환경과 조건에 대한 주관적인 인식에 의해 결정되는 것이다.

돌에 맞아 죽는 지옥 같은 상황에서도,
　저들의 무지를 안타까워하며 긍휼히 여겨, 용서를 빌며, 천사의
웃음을 지으며 죽음을 감사함으로 받아들일 수 있는 것은,
　조건이나 환경이나 상황이 그를 그럴 수 있게 한 것이 아니라,
　조건과 환경과 상황을 초월하는 믿음의 마음이 있어 가능한 것이
다.

　무엇을 아느냐가 아니라,
　무엇을 생각하느냐 이며,
　무엇으로 인식하느냐 인 것이다!

　몸무게, 힘, 몸매, 얼 짱이 아니라,
　무엇을 생각하느냐 인 것이다!

　조건에 의해 행복이 결정되는 것이 아니라,
　생각에 의해 행복이 결정되는 것이다.

　생각에 의해 가치가 정해지는 것이다.
　생각이 곧 가치인 것이다.

　가진 것이 가치가 아니고,
　아는 것이 가치가 아니고,
　따듯한 마음, 사랑이 가득한 마음, 배려하는 마음이,
　세상을 아름답게 바꿀 수 있는 힘이고, 가치인 것이다.

이 마음의 근저(根底)에 생각이 있는 것이다.
생각이 사람인 것이다!

세상을 아름답게, 기쁨을 함께 나누며 살 수 있게 만드는,
'고운 마음'이라는 나무는, 생각이라는 양분을 먹고 크는 것이다.

생각이 마음이고, 인격이고, 됨됨이이고, 가치이고,
곧 그 사람인 것이다.

"뭘 그리 골치 아프게 생각할 것 있어! 생각하지 마!"라는 말은,
어려움을 덜어주고 위로하는 말이기 전에,
인간이길 포기하라는 말일 수 있다.

깊이 생각하고 이야기하고,
깊이 생각하며 이야기를 들어야 함의 중요성이 이에 있는 것이다.

마음이, 생각이라는 양분을 먹고 크는 나무라면,
생각은, 마음이 향하는 방향에 따라 다를 수 있어,
마음이 지향하는 방향에 따라 바른 생각도, 그릇된 생각도 일어나
게 되니,
이 마음과 생각은 뗄래야 뗄 수 없는, 따로 나누어 생각할 수 없
는, 손바닥과 손등의 관계와도 같은, 인간을 이리 보면 마음이고, 저
리 보면 생각인 것이다.

그리고 이 마음과 생각은,
인간을 인간되게 하는 가장 큰 특징이고, 축복이고, 뿌리인 것이
다.

마음이 어느 쪽을 향하고 있느냐에 따라,
부정적인 '곳'을, '것'을 바라보면,
계속 부정적인 생각이 떠오르게 되고, 부정적인 사람, 부정적인
삶이되어 불행으로 빠져들고,

긍정의 '곳'을, '것'을 바라보면,
긍정적인 생각이 샘솟아, 긍정적인 사람, 긍정적인 삶이 되어 행
복의 나라에 들게 되는 것이다.

세상을 보는 눈,
즉, 내 마음이 향하는 '곳'이, '것'이,
밝음인가 어둠인가에 따라,

행복한 생각이,
또는 불행한 생각이 나를 지배하게 되고,

그런 생각에 싸여 있을 때,
나는 그런 사람인 것이다.

생각이 사람인 것이다!

이 생각을 다스릴 수 있는 사람이 되는 것이,
인간다운 인간, 바람직한 인간의 모습을 갖추는 길인 것이다.

오늘,
지금,
나는 어느 쪽을 향하고 있나?   밝음인가, 어둠인가?

오늘,
지금,
나는 어떤 생각을 하고 있나?   행복인가, 불행인가?

샘 머리 소년

샘 머리에 새로 이사 온 아이는 학교 가기가 두려웠다.

아침은 그래도 바쁘게 등교하는 바람에 좀 덜했지만, 하교 길에는 몇 군데 거쳐야 하는, 집까지 가는 길 중간 중간에 있는 동네를 지날 때마다 겪어야 하는 그 동네 아이들의 괴롭힘이 싫고 두려웠다.

시골에서 대전으로 이사 왔대 봐야 전에 살던 그 시골보다 더하면 더했지 하나두 두시 같지 않은 대전 외곽의 샘 머리로 이사 온 때문이었다.

물론 그 딴 동네 아이들도 샘 머리 아이 동네에 오는 날이면, 게네들도 아이가 당하는 것이랑 비슷한 일을 당하곤 했지만, 문제는 아이 마을이 학교에서 제일 먼 곳에 있어서, 샘 머리 아이는 집에 오는 동안 매일 그 아이들 동네를 거치지 않을 수 없다는 것이었다.

그래서 아이는 학교 파하고 돌아오는 길을 게네들 동네를 거치지 않고 비켜오는 길을 찾다 보니 산길로, 들길로 오는 경우가 다반사였다.

이리 저리 하교 길에 만나는 들길과 산길은 아이의 호기심을 자아

내는 일들도 많았고, 재미있는 놀 거리들도 많아, 어찌 어찌하다 보
면 어두컴컴해져서야 집에 오는 날들도 많았다.

그런데 그러던 어느 날, 어느 한 아이가 그 아이의 마을로 이사를
온 뒤로는 사정이 사뭇 달라졌다.

이상스럽게도 이웃 동네 아이들이 샘 머리 아이들이 지나가는데도
건들지도 못살게 굴지도 않는 것이었다.

새로 이사 온 그 아이 때문인 것만은 확실한 것 같은데 도통 그 원
인을 알 수 가 없었다.

새로 이사 온 그 아이는 덩치도 이 아이보다 크지도 않았고, 쌈을
잘하는 것도 아니고, 그렇다고 공부를 엄청 잘하는 것도 아니었다.
다만 그 새로 이사 온 아이의 아빠가 경찰이었던 것이 아이와 다른
점이라면 다른 점이었다.

그것이, 그 새로 이사 온 아이의 아빠가 경찰이라는 사실이 이웃
마을 아이들이 그들의 영역을 지나가도 그들 마을에서의 권리를 포
기하고, 샘 머리 아이들이 그냥 자기 동네를 지나가도 가만 놔두고
찝적대지 못하는, 더 이상 찝적 거리는 재미를 포기한 이유의 전부
였다.

백이 든든한 경찰 아저씨가 샘 머리 아이들에게 생긴 것을 딴 동
네 아이들이 미리 눈치를 채고 알아서 긴 것이었다.

그 새로 이사 온 아이의 아버지는, 이웃 동네 아이들 간의 장난스
런 전쟁놀이에는 관여할 마음도 없었고, 업무에 바빠 그럴 형편도

아니었다.

단지 딴 동네 아이들이 그 새로 이사 온 아이의 아버지가 경찰인 것을 알고, 그 새로 이사 온 아이에게 잘못했다가는 잡혀가기라도 하는 것은 아닐까 하고 지레 겁을 먹은 것이었다.

그 샘 머리 아이의 동네에 왕 백이 생긴 것이었다.
믿는 구석이 생긴 것이었다.
아무도 나서서 샘 머리로 새로 이사 온 그 아이의 아버지가 그 무시무시한 경찰이라고 공갈 섞어 이야기하지 않았어도, 딴 동네 아이들이 먼저 알고, 알아서 기게 된 것이었다.

샘 머리의 그 아이는 커서 하나님의 말씀을 대언하는 기름부음 받은 종이 되었다. 목사님이 되어서도 그 정겨웠던 샘 머리 시절의 친구들과의 추억을 잊을 수 없었으며, 특히 믿을 수 있는 왕 백이 생기니까 세상이 알아서 기던 기억을 잊을 수가 없었다.
다만 그 새로 샘 머리로 이사와 동네에 평화를 가져다주었던 동무의 경찰 아버지라는 왕 백이, 지금은 하나님이라는 왕 백 중의 왕 백으로 바뀐 것이 차이라면 차이였다.

그리고 오늘, 30년도 더 전의 기억 속을 이리저리 헤집고 다니며 그러한 믿을 만한 왕 백에 대한 말씀을 증거 하시는 것이었다.

말씀을 들으면서 두 가지 모습이 뇌리에 스쳐갔다.

하나는, 초등학교 시절 맨날 나가서 싸웠다 하면 게임도 안 되게 져서, 여기저기 잔뜩 물려서 피투성이가 되어 들어오곤 하던 우리 집 잡종견(형은 진돗개 혈통을 많이 받았다고 주장했지만)이, 지 주인인 우리 작은 형님만 있으면 펄펄 날면서, 저보다 세 곱절은 덩치가 더 큰 이웃집 누렁이를 물고 늘어져 결국은 그 누렁이가 치사(?)하고 귀찮아서 꼬리를 내리고 도망가게 만들고는, 마치 개선장군인 양 피를 질질 흘리면서도 꼬리치며 형님에게 다가와 안기던 모습과,

또 하나는, 하나님 얘기만 나오면 오만 인상을 다 써가며 "보이지도 않는 하나님을 믿느니, 차라리 내 주먹을 믿어라!" 하며 주먹을 불끈 내밀던, 그 내일이 없는 사람인 듯 보이던, 초등학교 시절 하교길의 단골 호떡장수 아저씨의 얼굴이었다.

하나님 편에 서면,
하나님이 내 편이시면,
세상이, 사탄이, 결코 나를 어찌할 수 없으리라는 말씀을 증거 하시는 목사님의 설교를 들으며 언뜻 떠오른 생각이다.

나는 무엇을,
누구를 의지하며,
누구와 편이 되어 살아가고 있나?

겉으로는 아닌 체하며,
그 호떡장수 아저씨의 주먹만도 못한,

한낱 돈을 의지하고 자랑으로 여기고,
돈이 모든 것을 해결해 줄 수 있을 줄 믿고 있었던 것은 아닌가?

세상의 조건과 상황이 환경이 내 생각과 맞으면,
그것이 바로 내 힘인 것인 줄로 믿고 있었던 것은 아닌가?

세상 명예가 날 구원해 주고,
날 지켜줄 것이라 생각하고 있었던 것은 아닌가?

한낱 작은 형님이 기르던 잡종견만도 못한 믿음을 가지고,
"믿노라!" 외치며 폼 잡고 거들먹거리고 있었던 것은 아닌가?

"차라리 내 주먹을 믿어라!" 하고 키들거리는 그 얼굴을 떠올리며,
나는 과연 누구를, 무엇을 믿고 있는가에 대한 마음을 되짚어 본다.

누구도 이길 수 없는,
막강 파워의 소유자이신 그분을 믿는다는 것이 사실인가,
아니면, "나는 내 주먹을 믿는다!"라고 외치는 그 아저씨의 썩은
미소 곁들인 그 말처럼,
나의 무엇을 믿고 의지하고 있으면서 하는 착각인가?

오늘 말씀을 들으며, 다시 한 번 확실히 내 편을 확인해 봐야겠다
는 생각이 들었다.
평생을 착각 속에서 잘 믿는 줄로, 확실히 하나님 편인 줄로 생각

하며 살다가,

마지막 날에 "이 게으르고 매사에 흐리터분하여, 확인도 없이, 너 자신이 만든 신만 붙잡고 지내온 어리석은 자여, 나는 너를 알지 못하노라!"라는 말씀을 듣게 된다면 어이할건가 하는 생각이 들었다.

그냥 무조건 믿는다가 아니라,
바로 믿어야 됨을,

내가 만든, 내게 부림 받는 신이 아니라,
그 누구도 감당할 수 없는 능력을 나로 하여금 발휘케 하시는,
바로 신중의 신이신, '엘 샤다이', 여호와 하나님을 믿어야 됨을 새롭게 확인할 수 있었다.

감사하는 마음으로 말씀을 받아 마음에 담고, 믿을 만한 그 분과 한편에 서 있는 지를 항시 점검하며 사는 인생이 되리라 굳게 다짐해 본다.

하나님께서 은혜를 베푸사, 이 죄인을 한편으로 거두어 주시길 간절히 기도한다.

"주여! 날 받아 주옵소서!"
"주여! 날 한편으로 거두어 주옵소서!"
"주여! 주님 편에 있는 자의 능력을 발휘케 하옵소서!"
"주여! 사탄을 즐겁게 하는 자가 아니라, 하나님을 기쁘시게 하는 자가 되게 하옵소서!"

"좋은 날은 지금 오고 있답니다!"

"좋은 날 다 지났다구요?"

"아니에요. 좋은 날은 지금 오고 있어요. 내 인생 최고의 날은 아직 안 온 걸요. 지난날들은 연습이었고, 이제야 진짜 행복하게 살 수 있을 것 같아요. 젊은 날의 풋풋함은 없다지만, 대신 농익은 원숙함이 있거든요. 떫은 것 대신 달콤함이라고나 할까요?"

"청춘의 푸르름도 좋지만, 이제는 앞만 보고 의욕만 넘쳐 자칫 일을 벌이는 데만 급급하고, 막상 책임은 감당하지 못하고 어려워 당황하기 일쑤인 설익은 풋풋함보다는, 성숙을 이루고 열매를 거둘 수 있는 계절, 삶을 가다듬고 마무리할 계절을 환영하고 기다리는 마음으로 살고자 한답니다."

"설익은 것보다는, 농익은 것이 맛이 낫지 않겠어요?"

"황혼의 아름다움과, 가을 들녘의 풍요로움과, 산야의 극치를 이룬 다양한 조화를, 푸르름 일색인 청춘이 어찌 상상인들 할 수 있겠습니까?"

"다가오는 나의 노년이 기대되고, 멋진 노년을 준비하기 위해, 지금 할 수 있고, 지금 해야 할 일이 무엇인지를 찾아 노력하는 것이, 과거에 붙잡히고, 집착하며, '아! 옛날이여!'나 부르며, 오늘을 부인하고 헛되이 소모하며, 내일을 맞이하기를 거부하여 억지로 물가로 끌려가는 짐승 꼴이 되어서야 될 일인가 하는 생각을 해봅니다."

"소년시절의, 어른 된다는 것이 무엇을 의미하는 것인지는 모른 채, 어떻게든 빨리 어른 되어 이것도 해보고 싶고 저기도 가보고 싶어 하던 철없던 세월도 귀하고,
  뭐든지 내가 나서서 하기만 하면 모든 일이 척척 내 뜻대로 다 이루어질 것만 같았던, 자신과 열정이 가득했던 젊은 날의 청춘도 소중한 나의 인생이지만,
  무엇보다 감사하고 또 감사한 것은 무한한 가능성을 지녔던 소년시절도 아니고 끝 간 데 모르고 의기양양 자신에 차있던 청춘도 아닌 노년을 코앞에 둔 바로 지금,
  내가 살아 숨 쉬고 있다는 것이랍니다."

"지금 내가 살아 숨 쉬고 있음이 고맙고 감사하며, 멋모르고 마냥 삶을 낭비하던 소년시절이나 청년의 때와는 달리, 나의 삶 전체를 바로 바라볼 수 있으며, 내 삶의 시작과 마침을 다 알 수는 없다 해도, 볼 수는 있어, 감사와 대비의 마음을 가지고 지금을 기경(起耕)할 수 있음이 더할 나위 없이 감사한 것이랍니다."

"또한 지나온 나의 일생을 돌아보고 삶을 잘 마무리할 수 있는 기

회가 가까워 오는 것이 어찌 고맙고 귀하다 아니할 수 있을 것인가
하는 생각이 드는 것이랍니다.”

“살아있는 용을 화폭에서 구현하고자 하는 일의 마지막 수순인 화
룡점정(畵龍點睛)이 성공적일 때, 그 그림이 살아나고 그 화가의 혼
이 살아 숨 쉬게 될 수 있듯이,
　이제 나를 맞아 다가오는 노년을, 화가가 화룡점정(畵龍點睛)의
마지막 과정을 심혈을 기울여 수행하듯,
　나의 삶의 아름다운 마무리와 완성을 위해 성심을 다하고자 하는
마음이랍니다.”

“내 인생 최고의 날은 이미 물 건너가서 좋은 시절 다 헛되이 보내
고, 지금은 철퍼덕 아무 구석에나 처박혀 주저앉아 신세한탄을 안주
삼아 죽지 못해 생존하는 허망한 세월을 들이키는, 죽기 조금 전의
생(生)이 아니라,
　내 인생 최고의 날이 눈앞에 있어, 이제까지의 삶에 이제 점 하나
더 찍어 완성시킬 일만 남은 자의 흥분과 희열과 기대와, 그리고 이
런 작품을 일굴 수 있었던 것에 대한 감사로, 오늘을 맞이하며 살려
는 마음이랍니다.”

“이곳에서의 할 일을 다 마치고 본향으로 돌아가게 될 때 기쁘고
감사하고 홀가분한 마음일 수 있도록, 이 땅에서의 마땅히 행할 바
를 죽기까지 신실히 수행할 것을 새로이 다짐하는 마음이,
　다른 게 기적이 아니라 오늘 내가 살아 있다는 바로 이것이 더할

수 없는 기적이라는 마음이,
　바로 오늘을 맞이하는 마음이랍니다.”

“오늘이 바로 그 날,
　내 인생 최고의 날이길 위해 노력하리라 하는 설레는 마음 말입니
다!”

각즉행(覺卽行)!

깨달음(覺)은, 이미(卽), 행함(行)인 것이다!

대화를 나누다 보면 알긴 아는데 그게 생각처럼 잘 안 된다거나, 해야 된다는 걸 알긴 알겠는데 하기가 싫다거나 하는 말을 자주 들을 수 있다.

아는 것히고, 안디고 생각하는 것 하고는 다른 것이다.

더구나 아는 것하고, 안다고 착각하는 것은 아주 많이 다른 것이다.

무엇으로 그 차이를 알 수 있을까?

결국은 그 앎의 결과가, 아는 건지 모르는 건지의 판단기준이 될 수밖에 없을 것이다.

아는 문제인데 틀렸다면, 안건가 모른 건가?

지진날 것을 알았는데 대비를 안 했다면 안건가 모른 것인가?

바로 알았다는 것은, 그것을 앎으로 인한 행동이 뒤따르게 마련이고, 그러한 앎에 기초한 행동의 변화를 가져오게 되는 것이다.

이러한 바로 알고 그에 따른 행동으로 인한 변화가 동시에 일어나는 것이 '깨달음'이 아닐까 생각해 본다.

깨달음이란, 바로 앎으로 인한 변화가 순차적으로 시차를 두고 일어나는 것이 아니라, 단번에 일어나는 것이 아닐까 생각해 본다.

깨닫고 난 다음에 행동하는 것이 아니라, "깨달았다!"는 말은, 이미 행함이 있고, 이미 변화가 일어나서, 깨닫기 이전(以前)과는 전혀 다른 사람이 이미 되어버렸다는 것을 의미한다는 뜻이다.

겉의 모습은 하나도 달라진 바 없으나, 속사람은 "이전 것은 지나가고, 새로운 피조물이 되었도다!"라는 말씀처럼, 전혀 다른 사람이 되는 것을 의미한다는 의미이다.

꼭 드러나는 행동이나 모습이 달라지는 것을 의미하기보다, 이전에는 그냥 살아있는 존재로만 알던 것이, 이제는 나의 삶으로 분명히 인식되고, 어제나 같은 날 인듯 하지만,

어제가 동물적인 존재로서의 그냥 '생존의 날'이었다면, 오늘은 인간으로서의 참 '삶의 날'로 인식하고 있는 것이 달라진 것이다.

순간의 깨달음으로 인하여 면담 실에 들어올 때와는 전혀 다른 사람으로 바뀌어, 면담 실에 들어올 때와는 전혀 다른 삶의 주인공이 되어 돌아 나가는 것을 볼 때면,

깨달음을 추구하는 것이,

인간이 해야 되는 당연한 노력이고,

인간이 할 수 있는 최선의 노력이고,

인간이 부여받은 최고의 축복이라는 생각을 하게 된다.

"내가 내 상투를 틀어잡아 올리고
있었다니!"

어느 유명 연예인의 간증 집회에를 갔었다.

이 경우 그 분을 연예인이라 부르기 보다는 장로님이라 지칭하는 것이 더 적절할 듯도 하지만, 워낙 유명한 가수이고, 내가 대학의 새내기였을 때 체육시간에 이동하느라 학교 대운동장으로 논둑길 따라 걸어가며 친구들이랑 화음 넣어가며 그분이 히트한 '하얀 손수건'을 부르곤 하던 기억이 내게 있는 한, 내 눈에 그분은 언제까지나 가수일 수밖에 없는 분이었다.

원래 똑똑해서 유명 의대 다니며 가수가 됐던 인물인 줄은 알았는데 간증하며 드러내는 족보를 보니 대단히 특출한 집안 출신이었던 것 같다.

시를 좋아하는 아버지와 유명 시인들의 귀여움을 독차지하던 어린 시절의 이야기 가운데, 어느 돌아가신 한국을 대표할 만한 시인의 이야기가 있었다.

어느 종교의 독실한 신자였던 그 시인께서 평생을 공부하고, 마음 공부하고 수도하면서도 답을 얻지 못해 방황하던, '구원의 문제'를 해결한 이야기를 자기에게 들려주었다면서 말하는 것이었다.

　그 시인의 말씀이, 노력하고 공부하고 수양을 쌓으면 구원에 이를 수 있을 줄 생각하고 평생을 그리 해왔으나, 뭔가 미진하여 "이건 아닌데!"라는 회의 속에 지내오다가, 성경이라는 책을 읽으면서 "이제까지는 내가 내 상투를 틀어잡아, 나를 물 밖으로 들어 올려, 스스로를 구원하려고 노력해 왔다는 것을 깨달았네!"라고 말씀하시더라는 것이었다.
　이제까지는 스스로의 노력으로 구원에 이를 수 있으리라 생각했었는데 성경을 읽으면서, "내 상투를 누군가가 잡고 들어 올려야 내가 물에서 건져질 수 있는 것이지, 내가 내 상투를 잡고 들어 올리려는 노력은 단순한 물속에서의 해프닝일 뿐이라는 것을 깨달았다네!"라고 기뻐하며 말씀하시더라는 것이었다.

　그 간증의 말씀을 들으면서, 나는 어떻게 하고 있었나, 어떤 생각으로 살아왔나, 아니 스스로 자기 상투를 들어 올리려는 우습지도 않은 그런 해프닝조차 안 하면서, 그럴 듯한 대우만을 생각하고 살아온 것은 아닌가 하는 생각이 들었다.
　매너리즘에 빠져, 으레 구원은 따 놓은 당상인 양, 뭘 잘 몰라도 한참 모르면서, 잘못 생각하고 살아온 것은 아닌지 하는 생각이 들었다.
　성경 말씀에 "나중 된 자가 먼저 된다!"는 것이 이런 경우를 이르는 말씀이 아닐까 하는 생각이 들었다. 내가 내 상투 들어 올리는 헛된 짓은 성경을 모르는 사람뿐 아니라, 성경을 자기 마음대로 해석하고 아무데나 가져다 붙이면서, 자신이 엄청 하나님을, 예수님을 잘 믿고 있는 것인 줄로 착각하거나 주장하는 경우도 마찬가지라는 생각이 들었다.

정신 바짝 차리지 않으면 눈 뜨고도 코 베이는 세상이 아니라, 정신 차리고도 영혼을 빼앗기는 세상에 살고 있는 것이라는 생각이 들었다.

자기 상투 들어 올리는 듯한 헛된 짓으로 주어진 귀한 삶의 기회를 허송세월하지 않으려면, 정신 바짝 차리고 영안(靈眼)을 크게 열고, "구원이 어디서 올까?"를 바로 대하는 마음가짐으로, 말씀에 신령과 진정으로 귀를 기울이고, 마음 문을 여는 자세가 필요함을 깨닫게 되었다.

가수가 노래는 안 하고 무엇을 하나 보았더니, 영혼으로 하늘의 노래를 부르고 있었다.

누구나 부를 수 없는 귀한 노래를, 누구든지 마음을 열고 그분을 모셔 들이기만 하면 얼마든지 부를 수 있음을 증거하고 있었다.

"나도 열심히 흉내라도 내야지!"하고 불러본다.

"나의 나 된 것은……"

"나의 도움이 어디서 올꼬……."

"만 입이 내게 있으면 그 입 다 가지고……."

"이 몸에 소망 무엔가……."

"당신은 사랑받기 위해, 그리고 그 사랑 전하기 위해……"

W W J D ?

신앙인이라면 어떤 예상치 못한, 당황스럽거나 급박한 상황을 만났을 때, 즉흥적으로 어떤 결정을 내리기 보다는,

"예수님이라면 이 상황에서 어떻게 하셨을까?(W W J D ? : What would Jesus do?)"를 생각해 보고 결정을 내려야 한다는 말씀을 들었다.

항상 욱! 하는 성격 때문에 후회도 많고 손해도 넉넉히(?) 보곤 하던 나에게, 마치 망치로 머리를 냅다 때려 정신 들게 하는 말씀으로 다가왔다.

진실로 욱! 하는 그 순간에, 말씀처럼, "W W J D ?"를 마음속으로 되 뇌일 수만 있다면 얼마나 좋을까 하는 마음으로, 아무리 잊기를 즐겨하는 나 일지라도 절대로 잊을 수 없도록, 운전대 옆에다 크게, 까맣고 진한 활자체로 뽑아 코팅을 해서 꼭꼭 붙여놓았다.

그리고 그 뒤로는 운전대에 앉을 때마다, 의식하기도 또는 무의식적으로라도, 항상 '욱!'하고 성질나는 순간마다, "이 순간에 예수님이라면 어떻게 하셨을까?"를 생각하게 되었다.

아니 그렇게 생각하려고 노력하는 계기가 되었다.

분명히 믿건대 아마 이 말씀 덕분에 그 전보다 훨씬 손해를 덜 보고 있는 것이 틀림없다.

왜냐하면 운전 중 성질이 발동되고 울화통이 촉발되어, "저걸 확, 그냥!" 하고 씩씩대던 다른 때와 달리, 이 말씀은 붙여 놓은 후론, 이 말씀을 흘끗 쳐다볼 때마다 눈앞에서 아른거리는 진하고도 까만 글씨가, 내 의사와 상관없이 시신경을 통하여 뇌리 속으로, 마음속으로, 영혼의 울림으로 쳐들어오는(?) 덕분에, 할 수 없어 마음속으로 되뇌게 될 때마다, 마음에 평안을 주시기 때문이다.

이 말씀은 꼭 신앙적인 측면에서만이 아니더라도, 생각해 보면 누구에게라도 참 좋은 고마운 말이고 지표이고 교훈일 수 있을 것 같다.

기독교인은 예수님을 생각하는 것이 당연하겠지만, 그렇지 않은 경우라면, "하늘이, 부모가, 사랑하는 아내가, 사랑하는 아들딸이, 조국이, 나를 응원하는 국민이라면, 이 순간 어떻게 했을까? 또는 내가 어떻게 하기를 바랄까?"를 한 번 더 생각하고, 충동적으로 내려지려는 결정을 한 박자, 아니 반 박자만 늦출 수 있어도 손해를 크게 줄일 수 있으리라는 생각이 든다.

아무도 없을 때 나는 누구이고, 어떤 생각을 하느냐의 문제인 것이며, 그때 내 생각의 중심을 잡는데 의지하고 도움이 될 수 있는 존재가 누군가의 문제이고,

옆에 누가 있고 없고가 아니라, 내 마음 안으로부터의 소리, 내 양심의 소리, 내 영혼의 문을 두드리는 그분의 음성에 얼마나 민감하게 반응하는가의 문제인 것이다.

어른에게 여쭤보고 생각을 정하는 심정으로, 항상 마음속에서, "그분이라면 이 순간 어떻게 하실까?" 생각해 보며, 한 템포, 아니 반 템포만 늦추어 생각을 정리할 수 있다면, 이 험한 세상을 사는데 큰 도움이 될 것이라 생각해 본다.

후기 後記

아버님은 섬기는 자로서의 삶을 본보여 주시고,

어머님은 하나님과의 관계 설정의 중요함을 가르쳐 주시고,

학창시절의 은사이신 신석철 교수님은 스스로의 삶에 책임지는 자세를,

정신과 수련시절의 은사이신 이시형 박사님은 인간관계의 중요함과 그 역동성에 대해 눈뜨게 해주시고,

아내는 이 모든 것에 관한 깨달음의, 시행착오의 모든 과정을 묵묵히 참고 견디며 함께 해주었음이니,

나의 나됨이 하늘의 은총뿐만 아니라, 고마운 분들의 덕분임을 깨달으며 오로지 감사할 뿐이다!

받은 축복, 받은 도움의 불씨를 잘 지펴,

더욱 큰 축복의 통로로서,

선한 영향력을 나눌 수 있기를 바랄 뿐이다!